首都国医名师"大师1+1"丛书·第一辑

朴炳奎肿瘤百案问对录

侯　炜　郑红刚　主编

北京科学技术出版社

图书在版编目（CIP）数据

朴炳奎肿瘤百案问对录／侯炜，郑红刚主编. — 北京：北京科学技术出版社，2021.2

（首都国医名师"大师1+1"丛书. 第一辑）

ISBN 978 - 7 - 5714 - 1225 - 8

Ⅰ. ①朴… Ⅱ. ①侯… ②郑… Ⅲ. ①肿瘤 - 中西医结合疗法 Ⅳ. ①R730.59

中国版本图书馆 CIP 数据核字（2020）第 231847 号

策划编辑：侍 伟 吴 丹
责任编辑：吴 丹
责任校对：贾 荣
装帧设计：昇一设计
责任印制：李 茗
出 版 人：曾庆宇
出版发行：北京科学技术出版社
社　　　址：北京西直门南大街 16 号
邮政编码：100035
电　　　话：0086 - 10 - 66135495（总编室）　0086 - 10 - 66113227（发行部）
网　　　址：www. bkydw. cn
印　　　刷：三河市国新印装有限公司
开　　　本：710mm×1000mm　1/16
字　　　数：242 千字
印　　　张：16. 25
版　　　次：2021 年 2 月第 1 版
印　　　次：2021 年 2 月第 1 次印刷
ISBN 978 - 7 - 5714 - 1225 - 8

定　　价：59. 00 元

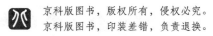

前言

　　朴炳奎是中国中医科学院首席研究员，主任医师，博士生导师，全国名中医，第五批全国老中医药专家学术经验继承工作指导老师，全国中医药传承博士后合作导师，首都国医名师，享受国务院政府特殊津贴。他长期从事中西医结合肿瘤临床与基础研究工作，通过多年的中医肿瘤临床实践，积累了丰富的经验，尤其擅长肺癌、胃癌等中晚期肿瘤的中西医结合治疗。

　　朴老在继承老一辈肿瘤专家段凤舞教授、余桂清教授及张代钊教授经验的基础上，提出"正气内虚"是恶性肿瘤的发病基础，探索出以扶正培本为主导，解毒抗癌、活血化瘀相结合的中西医结合治疗肿瘤的基本治则，确立并充实了"中医与西医相结合、辨病与辨证相结合、扶正与祛邪相结合、综合治疗与个体化治疗相结合、整体与局部相结合"的肿瘤综合治疗模式。对于肿瘤的预防、诊断、治疗、康复，朴老始终围绕"和合"这个核心，提出肿瘤防治的关键在于"和其不和"。同时，他还研发出"肺瘤平"系列制剂与新药，制订肺癌中西医结合诊治方案，开展中药复方机制研究，取得了丰硕的科研成果。

　　本书以"师徒问对"为特色，汇集朴老诊治肿瘤的医案 100 则，以医案集的形式将其诊治肿瘤的学术渊源、理念、思想、经验示之于众，每案之后附有分析体会和朴老与弟子的临证问答，以求原汁原味地为读者还原一代中西医结合肿瘤治疗大家的真实临床思维。本书医案中所涉及医学指标已尽量以现行法定计量单位表示，但由于有些医案年代稍久远，或某些指标的检测方法不同等原因，存在一些指标计量单位不一致的情况，为尊重事实也予以保留。本书适合中医、中西医结合临床医师，学者以及高等院校医学生阅读，因水平有限，如有疏漏、谬误之处，请指正为盼。

目录

1

案1 养阴清热、解毒散结法治疗鼻咽癌放疗后骨转移案

许某，男性，68岁，2007年6月初诊。

主诉： 鼻咽癌放疗后1年余。

现病史： 2006年1月感冒后出现鼻塞，流鼻涕，偶有带血。3月于首都医科大学附属北京同仁医院取活检，病理提示鳞状细胞癌（以下简称"鳞癌"）。4月26日于中国医学科学院肿瘤医院行第36次放疗。后因局部残留行5次γ-刀治疗。2007年3月行MRI示：第6胸椎异常信号，转移？骨扫描见第7胸椎增多灶。现为求中医治疗来诊。

刻下症： 鼻塞，流清鼻涕，量多带血，口干，纳眠可，二便调。舌红光燥，脉缓。

既往史： 肺结核病史。

个人史： 否认药食物过敏史，吸烟史30年，目前已戒烟。

诊断： 鼻咽癌放疗后，γ-刀治疗后，第6胸椎转移瘤。

辨证立法： 养阴清热、解毒散结。

处方：

夏枯草15g	天　冬10g	土茯苓15g	白花蛇舌草15g
北沙参15g	桔　梗9g	石　斛10g	莪　术9g
生白术15g	女贞子15g	肉苁蓉15g	荷　梗10g
炒三仙各10g	白豆蔻5g	生甘草6g	

复诊与转归： 患者服用此方后，2007年9月于中国医学科学院肿瘤医院复查鼻腔镜示鼻腔糜烂，痰多黏稠，咽喉无殊。上方去白花蛇舌草、石斛、肉苁蓉、荷梗、白豆蔻，加浙贝母10g、法半夏9g、金荞麦15g以化痰散结，生黄芪30g、当归10g以益气养血、托毒生肌。

2008年7月9日头颅MRI示：左侧上颌窦积液较前略增多，筛窦、

乳突及左侧上颌窦炎症。考虑为放射性炎症，处方：北沙参10g，麦冬10g，石斛10g，玄参15g，生地15g，女贞子15g，野菊花10g，草河车10g，土茯苓15g，莪术9g，辛夷10g，全瓜蒌15g，陈皮10g，法半夏9g，炒三仙各10g，桔梗9g，生甘草6g。

2009年4月9日头颅MRI示：鼻咽部顶后壁黏膜增厚。增强MRI示：未见异常软组织肿物。方药仍以前方加减。

患者坚持服用前方近7年，至2014年3月12日末次复诊，复查头颅MRI示：鼻咽癌无复发迹象。偶有流鼻涕，但已不带血。一般情况尚可。

分析与体会：鼻咽癌的症状散见于传统医学"颃颡岩""上石疽""控脑砂""恶核""鼻渊"等病证论述。本案放疗后，内热伤阴耗气，涕血、口干、舌红光燥均为内热伤阴之象，骨转移考虑为邪毒炽盛、脾肾正气不固。以夏枯草、白花蛇舌草、土茯苓解毒散结抗癌，以天冬润燥、防治放疗损伤，佐以北沙参、石斛养阴，桔梗轻清上浮、载药达病所，莪术破血消癥抗癌，生白术益气健脾，女贞子、肉苁蓉调补肝肾，荷梗、炒三仙、白豆蔻、生甘草和胃调中助运，复诊因放射性炎症，加入野菊花、草河车等清热解毒药物，佐以化痰散结之品。治疗效果佳，患者的鼻咽癌7年未出现复发。

━━━ **师徒问对录** ━━━

问：为何出现骨转移未对症应用药物？

答：中医认为正气内虚是肿瘤发病的重要基础，正气不足、脾肾亏虚是肿瘤转移、复发的关键动因，患者未诉及疼痛不适等症状，故仍遵循扶正培本、养阴清热、解毒散结之法，其中健脾益气、滋补肝肾阴津即为防治转移瘤的主要手段。

问：能否简述天冬、白花蛇舌草的配伍经验？

答：我习惯用天冬、白花蛇舌草配伍治疗恶性淋巴瘤、鼻咽癌和淋巴结转移，现代药理学研究证实，二者均具有明确的抗肿瘤作用，天冬清肺生津、滋阴润燥，白花蛇舌草清热解毒，二药性味均为甘、苦、寒，一补一清，前者入肺、肾，后者入心、肝，配伍运用清热而不伤正，养阴而不助邪气，切中病机。

案 2　解毒散结、健脾化痰法治疗鼻咽癌颈部淋巴结转移案

韩某，男性，11 岁，2008 年 5 月 28 日初诊。

主诉：发现颈部结节 10 个月余，确诊鼻咽癌 9 个月余。

现病史：2007 年 7 月发现颈部结节，后于北京大学口腔医院行颈部结节活检，病理示：转移癌。2007 年 8 月 22 日于中日友好医院行鼻咽部镜检，考虑为鼻咽癌。于中日友好医院放疗后转入中国医学科学院肿瘤医院行化疗 6 次。2008 年 5 月 20 日于中日友好医院行鼻咽检查示：未见明显占位，左侧咽隐窝黏膜糜烂。

刻下症：咽部不适，流鼻涕，吞咽无障碍，纳眠可，二便可。舌淡红，苔薄白，脉略滑。

诊断：鼻咽癌，放、化疗后，颈部淋巴结转移。

辨证立法：解毒散结、健脾化痰。

处方：

夏枯草 10g	天　冬 10g	土茯苓 10g	白花蛇舌草 10g
陈　皮 6g	茯　苓 10g	生黄芪 12g	太子参 10g
莪　术 5g	生白术 10g	女贞子 10g	枸杞子 10g
炒山楂 10g	炒麦芽 10g	生甘草 6g	生　姜 2 片
大　枣 3 枚			

复诊与转归：上方加减至 2008 年 10 月 29 日复诊，已无咽部不适，仍有流鼻涕，余可。头部 MRI 示：鼻咽腔顶壁肿物明显缩小。调整方药如下：夏枯草 10g，天冬 10g，土茯苓 10g，薏苡仁 10g，陈皮 6g，茯苓 10g，生黄芪 20g，太子参 10g，生白术 10g，炒山楂 10g，炒麦芽 10g，炒神曲 10g，生甘草 6g，生姜 3 片，大枣 5 枚，草河车 10g，僵蚕 10g，枸杞子 10g，女贞子 10g。

服药期间，为防止耐药，每3个月复诊时，适当加减药物。至2014年3月26日，复查MRI增强未见明显异常，自觉症状消失。

分析与体会：本案系鼻咽癌放、化疗后，脾肾亏虚为主，伴有颈部淋巴结转移，考虑痰浊内结，搏于颈部。放、化疗后核心病机为脾肾亏耗，故治疗以扶正培本为法，配合解毒、化痰、散结，标本兼顾。以生黄芪、太子参、生白术、茯苓益气健脾，枸杞子、女贞子滋补肝肾，夏枯草、白花蛇舌草解毒散结抗癌，以天冬润燥、防治放疗损伤，土茯苓、莪术利湿解毒、化瘀散结，佐以炒山楂、炒麦芽、陈皮、生姜、大枣、生甘草和胃调中助运。复诊肿物缩小明显，为中医药治疗配合放、化疗的综合作用。复诊佐以草河车、僵蚕，进一步加强清热散结解毒作用，6年间病情控制稳定。

━━━ **师徒问对录** ━━━

问：在鼻咽癌治疗中养阴药物选用的原则是什么？

答：首先要辨别鼻咽癌治疗阶段，通常放疗后毒热伤阴耗气，常表现为阴虚内热证候，此时常用天冬、麦冬、沙参、石斛、玄参、浙贝等；其次在贯穿扶正培本治则时要注意辨别阴阳，对于滋补肝肾阴血，应当选用女贞子、枸杞子、熟地黄、山萸肉等。

问：鼻咽癌辨病辨证论治有哪些经验？

答：鼻咽癌辨病选药，对于气阴耗伤者多以沙参、桔梗、麦冬、石斛益气养阴，热毒重者以赤芍、玄参、生地凉血解毒，以夏枯草、天冬、白花蛇舌草清热解毒散结，以辛夷花、野菊花、白芷、川芎、天麻辛散通窍、清热解毒、引药上行。

案3 养阴益气、解毒散结法治疗舌癌 术后、放疗后案

孙某，女性，71 岁，2013 年 7 月 4 日初诊。

主诉：舌癌术后 2 年余，放疗后。

现病史：患者 2011 年 6 月 30 日于首都医科大学附属北京口腔医院行舌癌切除术，术后病理示鳞癌。后行放疗 30 次。现拟行靶向治疗，寻求中西医结合诊治故来诊。

刻下症：口干，汗多，目前吃流食，眠差，二便可，舌略暗，苔光燥，脉细。

既往史：干燥综合征 20 余年。

个人史：磺胺类药物过敏。

诊断：舌癌术后，放疗后。

辨证立法：养阴益气、解毒散结。

处方：

北沙参 10g	麦 冬 10g	生黄芪 30g	太子参 15g
生白术 15g	炒山药 15g	陈 皮 10g	升 麻 6g
当 归 10g	生 地 15g	女贞子 15g	土茯苓 20g
龙 葵 20g	莪 术 9g	金荞麦 20g	枸杞子 15g
生甘草 6g	生 姜 3片	大 枣 3枚	

复诊与转归：2013 年 10 月 23 日复诊。患者仍有口干舌燥，眠差，大便干，舌红苔燥，脉弱。调整处方如下：北沙参 10g，麦冬 10g，生黄芪 30g，太子参 15g，生白术 15g，炒山药 15g，陈皮 10g，升麻 5g，当归 10g，五味子 10g，赤芍 12g，石斛 10g，女贞子 15g，益智仁 20g，枸杞子 15g，山萸肉 15g，土茯苓 20g，生薏苡仁 20g，僵蚕 15g，生甘草 6g。

2014 年 6 月 18 日末次门诊。患者口舌干燥症状减轻，口腔溃疡，眠差，大便干，舌暗，无苔，脉细。上方去升麻、五味子、山萸肉、僵蚕、益智仁，加龙葵 15g，苦参 15g，煅牡蛎 20g，乌药 15g，肉苁蓉 20g，炒枳壳 10g。患者术后已经 3 年余，服用中药 1 年余，临床表现以干燥综合征为主，舌癌暂无复发转移迹象。

分析与体会：本案舌癌术后、放疗后，有干燥综合征病史，系气阴不足之证。《灵枢·经脉》载 "足太阴脾经……连舌本，散舌下"，故治以补中益气健脾，以北沙参、麦冬养阴生津，以女贞子、枸杞子调补肝肾之阴以扶本，龙葵、土茯苓、莪术、金荞麦清热消瘀、抗癌解毒，佐以炒山药、陈皮、生姜、大枣、生甘草健脾和胃。复诊阴伤仍重，加强滋阴药力，以生脉散、石斛、山萸肉养阴生津，配以土茯苓、生薏苡仁利湿解毒，输布津液。以上方加减调治 1 年余，患者诸症平稳。

—— 师徒问对录 ——

问：本案选用补中益气汤有哪些考虑？

答：首先，中医经络理论认为脾经与舌体相联络；另外，患者只能吃流食，应当注意健脾和胃恢复消化功能。症状上，患者汗多，卫气亏虚，同时为肿瘤术后，应该考虑从扶正培本角度预防肿瘤复发，故以补中益气汤配山药加强健脾益气、扶正培本功效，配合补肾、养阴等治法。

问：本案没有浆膜腔积液为何选用龙葵？

答：在肺癌合并胸腔积液中确实经常用到龙葵，现代药理也证实其具有抗炎、利尿等作用，但其本身还具有清热解毒、活血消肿的功效，龙葵煎剂腹腔注射可提高小鼠体内自然杀伤细胞的活性，因此，在临床上广泛用作抗癌解毒药物，本案患者舌苔光燥阴伤明显，病位在上，故以龙葵清热解毒之功为主要着眼点。

案 4 养阴清热、健脾利湿法治疗舌根 高分化鳞癌、颈部淋巴结转移 放疗后案

李某，男性，54 岁，2010 年 1 月 28 日初诊。

主诉：发热伴颈部肿物 5 个月余，舌根癌术后。

现病史：2009 年 9 月患者出现发热 39℃伴左颈部约鸡蛋大小肿物，有压痛。2009 年 9 月 24 日于北京医院行左颈部肿物切除术，术后病理示：左颈部淋巴结转移性鳞癌，中分化。9 月 30 日复查喉镜，舌根降部可见米粒大小白色结节，活检病理示：舌根部高分化鳞癌。2009 年 10 月 10 日至 12 月 11 日共行 37 次放疗。2010 年 1 月 1 日复查颈部 MRI 示：双侧颈部多个淋巴结较前明显缩小。

刻下症：咽干，口腔溃疡，乏力，纳眠可，二便可。舌暗略燥，苔薄白，脉弱。

既往史：高血压病史 3 年余，银屑病病史 20 余年。

诊断：舌根高分化鳞癌术后，颈部淋巴结转移，放疗后。

辨证立法：养阴清热、健脾利湿、散结解毒。

处方：

北沙参 10g	麦 冬 10g	玄 参 10g	赤 芍 12g
土茯苓 15g	生薏苡仁 20g	茯 苓 15g	陈 皮 10g
石 斛 10g	女贞子 15g	炒三仙各 10g	生黄芪 30g
太子参 15g	生白术 15g	枸杞子 15g	生甘草 6g
生 姜 3 片	大 枣 5 枚	白花蛇舌草 15g	

复诊与转归：2010 年 8 月 26 日复诊。复查肿瘤标志物示鳞癌相关抗原（SCC）1900μg/L（1.9mg/L）。血常规、肝肾功能未见明显异常。头部 MRI 示：舌根部信号欠均匀，大致同前，双颈部淋巴结大致同前。

患者咽部不适，进食缓慢，舌淡红，苔薄，脉较前有力。处方：北沙参10g，麦冬10g，桔梗9g，玄参10g，赤芍10g，土茯苓15g，生薏苡仁20g，茯苓15g，白花蛇舌草15g，陈皮10g，生黄芪30g，太子参15g，炒白术15g，益智仁20g，生甘草6g，龙葵15g，苦参15g，连翘10g，枸杞子15g。

　　患者坚持服用中药治疗，至2014年3月13日末次复诊。复查头颈部CT：无殊。胸部CT示：右肺微结节。肿瘤标志物SCC 2700μg/L（2.7mg/L）。患者无明显不适，舌稍暗，苔薄，脉细。处方：炒白术15g，炒山药15g，炒枳壳10g，益智仁20g，土茯苓20g，生薏苡仁20g，陈皮10g，法半夏6g，炒三仙各10g，茯苓15g，生黄芪30g，太子参15g，枸杞子15g，女贞子15g，生甘草6g，金荞麦15g，白英15g，山萸肉10g，丹皮5g。

　　分析与体会：本案舌根癌术后、放疗后，合并淋巴结转移，结合症状、体征考虑放疗热毒阴伤，气阴两虚、脾肾不足为本，痰湿、血瘀、热毒阻滞为标，病位在舌，以北沙参、麦冬、石斛、女贞子、枸杞子金水相生、养阴生津，配伍玄参、赤芍凉血清热、滋阴解毒，生黄芪、太子参、生白术、茯苓益气健脾，生薏苡仁、土茯苓、白花蛇舌草清热利湿、抗癌解毒，佐以炒三仙、陈皮、生姜、大枣、生甘草健脾和胃、理气和中。复诊调整抗癌解毒药物，调治4年余标实证已除，虑及肺部微结节，改以健脾补肾、化痰和中为主要治法，运用参苓白术散、二陈汤化裁，重点在于扶正培本，预防复发转移。

──── 师徒问对录 ────

　　问：本案初诊选用生白术有哪些考虑？

　　答：临床上一般用生白术15~30g起到通便作用，本案患者虽然二便正常，但是伴有咽干、口腔溃疡等放疗后热毒损伤阴津的症状。炒白术药性偏温不切病机，改用生白术防其温燥助热，又有健脾扶正之功效。

问： 末次复诊查见肺结节为何不用攻邪反而加强健脾扶正？

答： "正气内虚"是恶性肿瘤的发病学基础，而对于术后及放、化疗后的患者中医药治疗的首要作用在于预防复发、转移，在这个过程中"扶正培本"治则处于主导地位，一方面，胸部 CT 所示肺微结节是否为转移需要进一步病理结果支持，另一方面，即便为转移或新发恶性肿瘤，益气健脾化痰仍然是治本之法，故从健脾益气入手，佐以二陈汤健脾燥湿化痰。

案5　养阴清热、健脾补肾法治疗喉癌术后，放、化疗后案

章某，男性，55 岁，2008 年 8 月 20 日初诊。

主诉：喉癌术后 2 个月。

现病史：患者因声哑、吞咽困难于 2008 年 6 月 25 日在中国人民解放军总医院行喉镜检查，活检示：恶性肿物。6 月 27 日行肿物切除术，术后病理示：中低分化鳞癌，大小为 4.0cm×3.5cm×1.0cm，侵入喉部肌层，淋巴结（5/14）。术后行放、化疗。

刻下症：口干，声哑，局部疼痛不适，吞咽困难，大便干燥。舌暗，苔薄黄，脉弱。

既往史：乙型肝炎病史。

诊断：喉癌术后，放、化疗中。

辨证立法：养阴益气、化痰散结。

处方：

北沙参 10g	桔 梗 9g	赤 芍 12g	玄 参 10g
土茯苓 15g	莪 术 9g	虎 杖 15g	金荞麦 15g
石 斛 15g	陈 皮 10g	炒三仙各 10g	生黄芪 30g
生白术 15g	女贞子 15g	肉苁蓉 15g	炒枳壳 10g
生甘草 6g			

复诊与转归：2009 年 1 月 15 日复诊。咽部不适，吞咽不痛，半流食，大便不干。舌暗紫，苔少，脉缓。颈部 B 超示：左颈部淋巴结大者 0.8cm×0.4cm，颏下淋巴结大者 0.8cm×0.4cm。腹部 B 超示：肝左囊肿 1.3cm×1.3cm。调整处方如下：北沙参 10g，麦冬 10g，桔梗 9g，苦参 15g，土茯苓 15g，金荞麦 15g，生地 10g，莪术 9g，陈皮 10g，茯苓 15g，炒三仙各 10g，生黄芪 30g，生白术 15g，女贞子 15g，炒栀子 15g，

生甘草6g。

2009年7月16日复诊。颈部B超示：双颈部淋巴结阴性。患者轻咳，时吞咽不舒，其他无明显不适。上方去苦参、金荞麦、生地、陈皮、茯苓、炒三仙、炒栀子，加急性子5g，八月札15g，炒枳壳10g，厚朴10g，郁金10g，枸杞子15g。

2013年11月13日末次门诊。患者大便干，余未诉明显不适。

分析与体会： 本案喉癌术后，放、化疗后，口干，声哑，咽喉痛，大便干燥，一派热毒伤阴之象，故以北沙参养阴润肺，桔梗清咽利喉，配伍赤芍、玄参清热凉血解毒，共同针对热毒伤阴病机，配以大队具有清热解毒功效的散结抗癌药物，如土茯苓、莪术、虎杖、金荞麦、石斛等，利湿解毒、活血消癥、清热利湿、养阴生津各有侧重，生黄芪、生白术益气健脾，女贞子、肉苁蓉滋肝肾、益精血，肉苁蓉兼能润肠通便，佐以炒枳壳、陈皮、炒三仙、生甘草健脾消导、理气和胃。复诊淋巴结肿大，加用苦参清热解毒散结，效果理想。前后调治5年，患者病情稳定、症状均消。

———— 师徒问对录 ————

问： 能否简述您对于喉癌辨病用药经验？

答： 喉癌辨病选药常以沙参、桔梗、赤芍、玄参养阴清肺、凉血解毒，其中沙参养阴益肺、治疗阴虚之本，桔梗宣肺化痰、引药上行，赤芍凉血行瘀，玄参解毒滋阴、清利咽喉。因喉部为气息出入之道，故气机不利又常常导致痰浊阻滞之证，临床上兼有痰浊者常配以瓜蒌、半夏、茯苓、陈皮豁痰散结。

问： 您使用枳壳有何经验？

答： 《药性赋》云枳壳作用有四："消心下痞塞之痰，泄腹中滞塞之气，推胃中隔宿之食，削腹内连年之积。"用于本案中枳壳既能理气行滞，又能预防黄芪等补药滞涩，所谓补中有行。枳壳与桔梗配伍，升降气机、下气利喉；枳壳配物白术，健脾消食、行气化湿。

案 6 养阴益气、化痰散结法治疗下咽癌术后，放、化疗后案

巩某，男性，60 岁，2012 年 5 月 24 日初诊。

主诉： 下咽癌术后 5 个月余。

现病史： 2011 年 10 月患者因吞咽困难于当地医院确诊为"下咽癌"。11 月 3 日于吉林大学白求恩第一医院行全喉切除术，术后病理示：右侧梨状窝浸润性鳞癌，淋巴结（1/31），分期 $T_2N_1M_0$。术后放疗 25 次，同步化疗 5 周期。末次化疗 2012 年 3 月。复查颈部 CT 示：右侧颈动脉鞘旁淋巴结肿大，直径约 0.8cm。

刻下症： 咳嗽，痰多，耳聋，耳鸣，口干，自汗，颈部肿大，纳差，眠可，大便干燥。舌淡红有齿痕，苔根厚腻，脉弱。

既往史： 否认药物、食物过敏史，既往体健。

诊断： 下咽癌术后，放、化疗后。

辨证立法： 养阴益气、化痰散结。

处方：

北沙参 10g	桔　梗 9g	赤　芍 12g	玄　参 10g
夏枯草 15g	天　冬 10g	土茯苓 20g	白花蛇舌草 15g
陈　皮 10g	炒三仙各 10g	生黄芪 30g	太子参 15g
生白术 15g	茯　苓 10g	女贞子 15g	肉苁蓉 20g
炒枳壳 10g	防　风 10g	煅牡蛎 20g	生甘草 6g

复诊与转归： 2013 年 3 月 27 日复诊。2012 年 10 月 31 日于吉林大学白求恩第一医院行右颈部淋巴结清除术，最大者 2cm×1cm，术后病理示：鳞癌，转移性癌。2013 年 3 月 8 日复查颈部 B 超示：右颈部低回声结节，最大者 0.78cm×0.65cm。患者眠差，腹部不适，便秘。处方：北沙参 10g，夏枯草 15g，天冬 10g，白花蛇舌草 15g，莪术 9g，土

茯苓20g，僵蚕15g，乌药12g，陈皮10g，法半夏10g，茯苓15g，炒三仙各10g，生白术15g，枸杞子15g，女贞子15g，肉苁蓉20g，炒枳壳10g，生甘草6g。2014年3月6日复查颈部B超示：双颈部低回声结节，最大者0.4cm×0.6cm。服用上方加减至2014年6月26日末次门诊。2014年6月20日复查颈部B超，见双颈部淋巴结肿大，最大者0.66cm×0.61cm。余未诉明显不适。

分析与体会： 本案术后，放、化疗后下咽癌患者，伴有典型口干、汗出等气阴两虚证候，《灵枢·忧恚无言》云："喉咙者，气之所以上下者也。"气机升降失司，则见咳嗽，痰多，耳聋，耳鸣，伴有淋巴结转移，考虑痰浊内结，搏于颈部。故以北沙参养阴润肺，桔梗配伍炒枳壳一宣一降、调畅气机，赤芍、玄参清热凉血、滋阴解毒，夏枯草、土茯苓清热散结、利湿解毒，生黄芪配伍四君子汤益气健脾、培土生金，女贞子、肉苁蓉调补肝肾、扶正固本，天冬、白花蛇舌草配伍，养阴清热抗癌，针对淋巴结转移，佐以炒三仙、陈皮调中助运，对症选用防风、煅牡蛎和卫敛汗。复诊为淋巴结转移癌术后，加强散结解毒药力，配伍二陈汤化痰散结、健脾燥湿。前后将息3年余，患者病情平稳。

━━ 师徒问对录 ━━

问： 请阐释您在初诊过程中的辨证思路。

答： 首先，这位患者西医诊断明确，从综合治疗的角度认识，中医药治疗需要与手术、放疗、化疗相结合。术后气血不足、化疗后脾胃不和、放疗后阴伤共同造成了患者气阴两虚的证候，病位在咽喉，气机升降失司既是其主要病机，又见到相应症状，因此，治疗当以益气养阴、顺升降、顾脾胃为重点，同时要注意标本兼顾。他还有淋巴结转移的指征，因此，清热抗癌、解毒散结也应兼顾。最后还要针对一些主要症状进行改善，比如咳嗽、口干、自汗等。复诊针对腹部不适选用乌药理气消胀也是这种思路。

问： 复诊选用僵蚕您是如何考虑的？

答： 虽然患者进行了淋巴结清扫，但是复查颈部仍有肿大淋巴结，患者复诊距初诊已将近一年，初诊所用抗癌解毒药物应用过久，机体容易产生耐药性。僵蚕具有息风止痉、祛风止痛、化痰散结功效，现代药理学研究证实其具有抗肿瘤作用，对小鼠肉瘤 S180 有抑制作用，故选用其来抗癌解毒、化痰散结。

问：请您简介桔梗、枳壳配伍思路。

答：《黄帝内经》指出喉主天气，天气通于肺；咽主地气，地气通于胃，咽喉与肺、脾胃关系尤其密切，所以临床治疗喉癌尤其应重视宣肃肺气、调护脾胃。宣肃肺气，临床用桔梗、枳壳这一对药。桔梗质轻上行，色白入肺，开宣肺气，破血去积，利咽开音，消聚除痰，《本草衍义补遗》称其"能开提气血，气药中宜用之。能载诸药不能下沉，为舟楫之剂耳"。《药性论》则言其能"破血，去积气，消积聚痰涎"。枳壳气寒沉降，性善下达，利肺降气，宽胸消痰，除痞和胃，所以《日华子本草》言其"下气，消痰"，《本草求真》则指出其"功专下气开胸，利肺开胃"。两药合用，一宣一降，桔梗上行治在肺与喉，枳壳下行治在胃与咽，而使气血周流，痰瘀自散，癌肿无处可生。

案7 化痰散结、和胃降逆法治疗髓母细胞瘤术后、放疗后案

喻某，男性，12岁，2012年2月23日初诊。

主诉：颅内第四脑室髓母细胞瘤术后3个月余。

现病史：患者2011年12月15日于首都医科大学附属北京天坛医院行头颅MRI示：第四脑室占位性病变。12月19日行"枕下后正中开颅肿瘤切除术"，术后病理示：髓母细胞瘤。后行放疗31次。2012年1月10日于首都医科大学附属北京天坛医院行头颅MRI示：第8胸椎至第10胸椎椎体水平脊膜线状强化，不除外转移。

刻下症：头晕，呕吐，乏力，纳差，脾气急躁，眠差，小便黄，大便干，舌紫，苔薄，脉弱。

诊断：颅内第四脑室髓母细胞瘤术后，放疗后。

辨证立法：化痰散结、和胃降逆。

处方：

石菖蒲10g	郁 金10g	土茯苓10g	莪 术5g
夏枯草10g	木 香5g	白豆蔻3g	陈 皮10g
姜半夏5g	炒三仙各6g	生黄芪20g	太子参10g
生白术10g	女贞子10g	肉苁蓉10g	炒枳壳6g
生甘草5g	生 姜3片	大 枣3枚	

复诊与转归：2012年5月24日复诊。血常规中WBC 2.2×10^9/L。患者已无头晕，仍恶心、乏力、纳呆、眠差，舌淡红，苔薄，脉细。上方去郁金、莪术、夏枯草、木香，加生薏苡仁15g，枸杞子15g，柏子仁10g，紫苏梗6g。

2013年5月22日复诊。患者已无头晕，无恶心呕吐，仍有纳呆、眠差，舌淡红，苔薄，脉弱。调整方药如下：生白术10g，炒山药10g，

炒枳壳 6g，益智仁 12g，陈皮 6g，法半夏 6g，茯苓 10g，炒三仙各 6g，土茯苓 15g，生薏苡仁 15g，龙葵 10g，莪术 6g，生黄芪 15g，太子参 10g，乌药 6g，山萸肉 10g，白豆蔻 3g，生甘草 3g。

2014 年 5 月 28 日末次复诊。患者饮食尚可，偶有嗳气，睡眠较前好转，舌淡红，苔薄，脉细，仍以上方加减为治。服用中药 2 年余，未见明显复发转移灶。

分析与体会：本案系术后，放、化疗后髓母细胞瘤儿童患者，伴有明显痰浊干犯清窍和脾胃气机的征象，虚实错杂，伴有化热倾向。予石菖蒲、郁金开清窍、化痰浊、解郁结，配以木香、白豆蔻、陈皮、姜半夏、炒枳壳、生姜理气和中、降逆止呕，陈皮、姜半夏兼能化痰散结、健脾和胃，再佐以炒三仙、生甘草、大枣调胃和中、斡旋中焦气机，生黄芪、太子参、生白术益气健脾，女贞子、肉苁蓉补肝肾、益精血，先天后天兼顾，再配伍土茯苓、莪术、夏枯草清热散结抗癌，夏枯草、姜半夏配伍还有清热和胃助眠之功；全方从调理中焦气机入手，顺升降而复元气，健脾胃而化痰浊。复诊再加生薏苡仁、紫苏梗健脾利湿、理气和胃，效佳。前后调治 2 年未见髓母细胞瘤复发，患者症状基本消除，病情平稳。

—— 师徒问对录 ——

问：您对脑瘤的主要病机如何认识？

答：脑瘤的发生与三焦关系密切，三焦虚惫，脏真元气亦虚，痰瘀毒邪易于乘虚而入，导致人体气血、津液运行渐至迟缓，日久血瘀痰凝结聚而成。其核心病机为三焦虚损、痰瘀闭窍、风邪内动。

问：您治疗脑瘤喜用石菖蒲、郁金是否也与上述病机有关？

答：脑瘤治疗主要着眼于豁痰开窍、祛瘀散结、息风通络。配伍选药蕴含菖蒲郁金汤之意，石菖蒲、郁金配伍，具有祛痰行气、通窍醒脑、引药上行的功效，这也是针对病位、病性、病机综合考虑，许多药物无法通过血脑屏障，因此，我们借鉴中药开窍醒神的思路，探索如何让药物更好地发挥抗肿瘤疗效。

案8 健脾补肾、化痰开窍、解毒抗癌法
治疗脑瘤术后，放、化疗后案

鹿某，女性，10 岁，2012 年 4 月 19 日初诊。

主诉： 头晕 8 个月余，右侧丘脑胶质母细胞瘤术后 4 个月余。

现病史： 患者主因头晕反复发作 3 个月余，伴头痛、呕吐及复视 20 余天，于 2011 年 11 月 29 日就诊于首都医科大学附属北京天坛医院。查头颅 MRI 示：右侧丘脑占位性病变，幕上脑积水。12 月 6 日在该院行全麻下脑肿瘤切除术，术后病理示：胶质母细胞瘤（Ⅳ级）。术后行化疗 1 个周期，因不能耐受药物反应而终止，行放疗 28 次，为求进一步中医治疗来诊。

刻下症： 头晕，头痛伴有干呕，复视，记忆力下降，纳可，偶有嗳气，眠可，偶有二便失禁，大便偏稀。舌淡红，苔白腻，脉弱。

辅助检查： 2012 年 3 月 28 日复查头颅 MRI 示：双侧丘脑及中脑异常信号。考虑为肿瘤复发。

诊断： 右侧丘脑胶质母细胞瘤（Ⅳ级），术后，放、化疗后，双侧丘脑、中脑复发。

辨证立法： 健脾补肾、化痰开窍、通络散结、解毒抗癌。

处方：

黄　芪 15g	生白术 6g	陈　皮 10g	生薏苡仁 15g
女贞子 10g	枸杞子 10g	木　香 10g	白豆蔻 5g
石菖蒲 10g	郁　金 15g	全　蝎 3g	莪　术 10g
紫苏梗 6g	炒三仙各 10g	土茯苓 10g	生　姜 6g
大　枣 5枚	甘　草 6g		

中成药配合口服西黄解毒胶囊。

复诊与转归： 2012 年 7 月 12 日二诊。上药服用两个半月，期间又

化疗2个周期，查血常规，WBC $5.2×10^9$/L，RBC $3.26×10^{12}$/L，HGB 108g/L，PLT $42×10^9$/L。现仍头晕，干呕几乎不再发作，复视，记忆力差，纳可，眠可，小便已不失禁，大便偏干、偶有失禁，舌淡红而瘦，苔薄白，脉细弱。证属化疗后气血耗伤，脾肾不足。治疗以补益气血、健脾益肾为主。在上方基础上去全蝎、莪术、紫苏梗，加生地10g，当归10g，肉苁蓉15g。中成药加服生血丸。

2012年9月26日三诊。近2个月左侧肢体肌力逐渐减退，8月30日查脑电图示：右侧额区散发慢波、尖波。目前仍有头晕，纳佳，眠可，大便干，二三日一行，偶有夜间遗尿。舌淡红苔薄，脉细弱。证属痰瘀毒结，脾肾亏损。治疗以消痰祛瘀为主，补脾益肾为本。处方：石菖蒲10g，郁金6g，全蝎3g，僵蚕10g，陈皮10g，法半夏6g，茯苓15g，莪术9g，川芎10g，白芷10g，延胡索6g，炒三仙6g，生白术15g，女贞子10g，肉苁蓉15g，何首乌10g，生姜6g，大枣5枚，甘草6g。配合口服西黄解毒胶囊。此后患者坚持服药至今，头晕症状缓解，左侧肢体肌力逐渐恢复，目前仍在继续服药中。

分析与体会： 本案患者病情比较复杂，10岁女童，右侧丘脑胶质母细胞瘤术后，放、化疗后，双侧丘脑、中脑复发。发病考虑多与先天不足有关，脾为太阴湿土，胃为阳明燥土，脾宜升则健，胃宜降则和，脾气亏虚，清阳之气不升，故见头晕、头痛；脾气不升则胃气不降、上逆故见干呕；脾为后天之本，滋养先天肾精，脾气不足，气血精微乏源，先天失养，加之禀赋较差，肾精更亏，髓化不足，脑髓空虚，故见记忆力下降，瞳神髓亏，故见复视；二便失禁，亦是脾肾不足，固摄失司所致。治疗以健脾补肾、化痰开窍、通络散结、解毒抗癌为法。黄芪、生白术益气健脾，枸杞子、女贞子滋补肝肾，四药配伍扶正培本、脾肾兼顾；再以生薏苡仁、莪术、土茯苓利湿化瘀、散结抗癌，石菖蒲、郁金、全蝎祛痰行气、通络开窍，木香、紫苏梗、白豆蔻、陈皮理气和中、降逆止呕；佐以炒三仙、甘草、生姜、大枣消食导滞，兼能调和营卫，补益气血，健中焦之运化，以助药力的吸收敷布。复诊时，患者经过两个疗程的化疗，气血严重耗损，故而加入生地10g、当归10g，肉苁蓉15g，药虽味少量小，但是原方中已有大量健脾益气之药，气能生血，故而只加少量补血之药，配合健脾益气之药，补益气血力量倍增。三诊时，患者出现肌力减退，乃是痰瘀癌毒未尽；而脾肾亏损未复，故见夜间遗尿。所以治疗改为消痰祛瘀为主，补脾益肾为本，以求邪气渐去，正气逐渐恢复。对于复发案例调治6个月余，疗效理想，患者病情相对稳定。

师徒问对录

问：您在治疗肿瘤时常用生姜、甘草、大枣是为了起到调和作用吗？

答：甘草、生姜、大枣即"小制"之桂枝汤，亦是食补之方，既能调和营卫，又能调补气血，以达到和中助运、助药力吸收敷布的作用，同时还可以调和处方药味，总体上是和法的认识、应用。

问：您对于脑胶质母细胞瘤术后患者如何辨病选药？

答：脑瘤无论是良性还是恶性，早期首选治疗方法还是以手术为主的综合治疗。辨病选药常用石菖蒲、郁金、全蝎、僵蚕，豁痰开窍，祛瘀散结，息风通络。选药蕴含菖蒲郁金汤、牵正散之意，石菖蒲、郁金配伍，祛痰行气，通窍醒脑，引药上行；全蝎、僵蚕配伍，血肉有情，息风止痉、走窜通络力强，如《玉楸药解》谓全蝎能"穿筋透骨"，《本草纲目》言僵蚕能"散风痰结核"。头痛明显多配伍川芎、葛根、白芷、延胡索，活血通络、祛风止痛；视物不清常配伍决明子、夏枯草清肝明目；本虚尤其肾气不足、髓海空虚者，当配合杞菊地黄丸等滋补肝肾、填精补髓。

案9 化痰散结、健脾益肾法治疗甲状腺癌伴双肺、骨转移案

张某，女性，72 岁，2010 年 11 月 25 日初诊。

主诉： 发现甲状腺癌伴双肺、骨转移 1 个月余。

现病史： 患者 2010 年 10 月 9 日于中国人民解放军总医院第七医学中心行 PET－CT 示：①甲状腺右叶恶性病变（考虑为原发）；②双肺多发转移；③骶骨左侧，左髋骨、坐骨，右髂骨考虑转移。未行手术及放、化疗，为求中医诊治来诊。

刻下症： 头晕，呕吐，咳嗽，无痰，胸憋，腰骶部疼痛，纳可，眠差，大便秘，三四日一行。舌淡红，苔薄，脉缓。

既往史： 高血压病史 20 年，糖尿病病史 3 年，1990 年行胆囊切除术。

诊断： 甲状腺癌，双肺转移，多发骨转移。

辨证立法： 化痰散结、健脾益肾。

处方：

全瓜蒌 15g	薤 白 10g	法半夏 9g	陈 皮 10g
土茯苓 20g	生薏苡仁 20g	夏枯草 15g	龙 葵 15g
茯 苓 10g	猪 苓 15g	威灵仙 15g	补骨脂 10g
怀牛膝 15g	生白术 15g	生黄芪 30g	益智仁 20g
炒三仙各 10g	生甘草 6g		

复诊与转归： 患者坚持服用上方加减 1 年半，于 2012 年 6 月 7 日复诊。复查 ECT 示：骶骨上缘，左骶髂等处转移？胸部正侧位片示：大致同前。仍咳嗽，腹胀，下肢肿，纳可，大便可，舌脉不详（患者未至）。调整方药如下：夏枯草 15g，天冬 10g，白花蛇舌草 15g，土茯苓 20g，金荞麦 15g，陈皮 10g，炒三仙各 10g，威灵仙 15g，补骨脂

10g，怀牛膝 15g，射干 10g，前胡 10g，干姜 3 片，五味子 10g，生黄芪 30g，太子参 15g，炒白术 15g，枸杞子 15g，生甘草 6g，以增强止咳化痰之力。

后多次复诊，建议复查，但患者未遵医嘱。坚持服用原方加减至 2014 年 6 月 11 日末次门诊。患者诉咽部不适，胃脘胀满，大便不规律。舌淡红，有齿痕，苔薄，脉略滑。继以前方加减服用。患者服用中药治疗近 4 年，目前精神状态较好，一般情况可，生活质量较高。

分析与体会：本案为甲状腺癌伴双肺转移、多发骨转移单纯中医治疗，患者刻下症状纷繁，但总以痰浊为主要病机，故结合其双肺转移的情况，从化痰散结入手，选用瓜蒌薤白半夏汤合二陈汤豁痰下气、健脾燥湿、化浊散结，配伍土茯苓、生薏苡仁、夏枯草、龙葵、猪苓健脾利湿、解毒抗癌，给痰饮邪气以出路，虑及多发骨转移，以威灵仙、补骨脂、怀牛膝通经络、强筋骨，配伍生黄芪、生白术健脾益气，益智仁暖肾固精，佐以炒三仙、甘草消食导滞和中。复诊以夏枯草、白花蛇舌草、天冬清热养阴、散结抗癌，配伍止咳化痰中药对症治疗，射干利咽解毒，前胡化痰止咳，干姜、五味子取小青龙汤配伍思路，一散一收，调畅肺之气机。患者虽为晚期肿瘤转移，且守方常服失于调整，但仍存活 4 年未见明显恶化，生活质量相对较高。

━━━ **师徒问对录** ━━━

问：如何认识甲状腺肿瘤的核心病机？

答： 其发病或由放射性毒素，或由饮食碘摄入量过高或由情志不舒，导致肝气郁滞，日久化火伤阴，津液敷布不畅，痰气凝结，久病成痰，气、痰、瘀交结于颈而发病，痰气搏结是其核心病机。

问：能否简要介绍您对骨转移的用药经验？

答： 对于骨转移者，我常用威灵仙、补骨脂、牛膝、骨碎补、续断，补肝肾、强筋骨。或以徐长卿、延胡索加强活血止痛功效。

案 10 清热平肝、化痰散结法治疗甲状腺癌术后案

王某，男性，30 岁，2013 年 8 月 8 日初诊。

主诉： 甲状腺癌术后 2 个月余。

现病史： 患者 2013 年 6 月 17 日于中国医学科学院肿瘤医院行甲状腺全切 + 颈部淋巴结清扫术，术后病理示：双侧甲状腺乳头状癌，淋巴结（10/86），分期为 pT_1N_1。2013 年于北京协和医院行碘 - 131 放疗。现口服左甲状腺素钠片（优甲乐）225μg，每日 1 次。

刻下症： 右额面部出汗，乏力，纳可，眠差，二便可。舌暗，苔薄，脉细。

既往史： 乙型肝炎病史。

辅助检查： 血常规 WBC 9.9×10^9/L，N% 78.5%，PLT 339×10^9/L。

诊断： 双侧甲状腺乳头状癌术后，淋巴结转移，碘 - 131 放疗后。

辨证立法： 清热平肝、化痰散结。

处方：

夏枯草 15g	天 冬 10g	法半夏 9g	陈 皮 10g
土茯苓 20g	生薏苡仁 20g	茯 苓 15g	生黄芪 30g
太子参 15g	生白术 15g	炒枳壳 10g	决明子 15g
煅牡蛎 20g	夜交藤 15g	女贞子 15g	炒三仙各 10g
怀牛膝 15g	生甘草 6g	白花蛇舌草 15g	

复诊与转归： 2013 年 11 月 28 日复诊。患者仍诉乏力，余症改善，纳眠可，二便调。舌稍暗，苔薄白，脉弱。上方去夏枯草、天冬、白花蛇舌草、法半夏，加草河车 15g，莪术 9g，僵蚕 15g。

2014 年 4 月 2 日复诊。复查无殊，患者仍有乏力，偶尔嗜睡，纳

可，大便可。舌淡红，苔薄白，脉弱。处方如下：煅牡蛎20g，僵蚕15g，莪术9g，土茯苓20g，陈皮10g，法半夏6g，茯苓15g，乌药15g，柴胡6g，赤芍9g，炒枳壳6g，郁金10g，决明子10g，生黄芪30g，太子参15g，怀牛膝10g，竹茹10g，甘草6g。患者一般情况尚可，未出现复发转移灶。

分析与体会： 本案为甲状腺癌术后，淋巴结转移，碘－131放疗后患者，以头面汗出、失眠为主要表现，考虑肝阳偏盛，痰浊内蕴，兼有术后脾气亏虚，故治疗以夏枯草、决明子平潜肝阳、散结解毒，以煅牡蛎平肝敛汗，以夜交藤养心除烦助眠，天冬配伍白花蛇舌草养阴清热、散结解毒抗癌，配伍二陈汤燥湿健脾、化痰散结，生薏苡仁、土茯苓利湿解毒抗癌，枳术丸化裁配伍生黄芪、太子参益气健脾、和胃助运，女贞子、怀牛膝调补肝肾，佐以炒三仙、生甘草消食化滞和中。复诊调整抗癌解毒药物，草河车清热解毒力强，莪术破血消癥力强，僵蚕搜风散结力强，各有所长，且药理实验均证实具有抗肿瘤作用，与扶正培本药物配合使用，攻邪而不伤正。调治年余，患者的甲状腺癌未见复发转移。

—— 师徒问对录 ——

问： 您常将天冬、白花蛇舌草用于恶性淋巴瘤，本案中将二者用于甲状腺癌您是如何考虑的？

答： 天冬配伍白花蛇舌草常用于恶性淋巴瘤，具有养阴清热、散结解毒抗癌功效，然而本案淋巴结转移，病机相类，现代药理学研究提示二药均有抗肿瘤作用。

问： 莪术用于本案意在消癥，还是理气？

答： 莪术行气破血、消积止痛，用于本案主要发挥消癥抗癌作用，现代药理实验证实莪术挥发油有杀死癌细胞的作用，莪术醇有抑瘤作用，莪术挥发油可通过作用于免疫系统使宿主特异性免疫增强而获得明显的免疫保护效应，同时还有放射增敏性抑瘤作用，其与扶正药物配伍，活血而不伤正。

案11 养阴益气、解毒抗癌法治疗甲状腺癌术后多发转移案

李某，女性，1955年出生，2012年12月初诊。

主诉：甲状腺癌术后2年7个月，多发转移。

现病史：患者主因"甲状腺癌术后2年7个月，多发转移"，于2012年11月来中国中医科学院广安门医院就诊。患者于2010年4月在首都医科大学附属北京友谊医院行"甲状腺左叶全切＋右叶次全切"术，术后病理示：低分化滤泡癌，透明细胞型。2011年3月复查时发现颈部淋巴结肿大，2011年6月行碘–131局部治疗。2011年8月复查，B超提示复发，于中国医学科学院肿瘤医院行"右甲状腺全切＋淋巴结清扫"术，术后病理同前，淋巴结转移1/12。2011年10月及2012年6月行碘–131治疗2次后，头颅MRI示：左侧额部转移，累及脑膜及颅骨。2012年9月在中国医学科学院肿瘤医院行"左额骨转移切除"术，术后病理同前。随后在该院行腓骨CR示：左腓骨中段转移不除外。2012年11月，胸部CT示：双肺散在结节，考虑多发转移；右肺门及纵隔淋巴结转移可能性大。

刻下症：患者乏力，气短，易急躁，情绪控制不佳，眠差，纳可，二便尚调。舌淡红，脉细略数，按之无力。

诊断：甲状腺癌术后，左额骨转移术后，双肺转移，淋巴结转移，左腓骨转移不除外。

辨证立法：养阴益气、解毒抗癌。

处方：

沙 参 10g	生薏苡仁 20g	石 斛 15g	金荞麦 20g
陈 皮 10g	法半夏 10g	炒三仙各 10g	茯 苓 15g
莪 术 10g	桔 梗 10g	炒白术 15g	生甘草 6g

白 芍 12g　　枳 壳 10g　　郁 金 10g　　太子参 15g

土茯苓 20g　　柴 胡 12g

中成药予西黄解毒胶囊0.5g，日3次，口服。

分析与体会：本案患者甲状腺癌术后2年余，历经3次手术，耗气伤阴，人体正气大伤，故见乏力，气短；日久伤阴，且余毒未尽，痰瘀生热，可见易急躁，情绪控制不佳，眠差；患者虽久病，但是胃气尚存，故纳可，二便尚调。故用沙参、石斛、炒白术、太子参、茯苓、生薏苡仁益气养阴；炒三仙顾护胃气，"有一分胃气便留得一分生机"，久病之肿瘤患者，扶正培本至关重要；同时，余毒不清，恐正气难复，故用莪术、法半夏、土茯苓解毒散结；气滞不通则结肿难散，故用陈皮、枳壳、柴胡疏肝理气，郁金活血理气；肝为刚脏，伍芍药以柔之；再配以金荞麦、桔梗宣肺理气化痰。全方益气养阴扶正，理气化痰祛毒，治疗中晚期甲状腺癌气阴两虚，余毒未清之证。

── 师徒问对录 ──

问：本案应用四逆散是否可以理解为从肝论治甲状腺癌？

答：《灵枢·经脉》云："肝足厥阴之脉……挟胃属肝络胆……循喉咙之后，上入颃颡……"不难看出，肝经循行与甲状腺位置邻近，因此，从生理、病理上来说，其论治都离不开从肝论治。

问：请简要介绍您对于甲状腺癌辨病选药经验。

答：甲状腺癌辨病选药常用柴胡、白芍、枳壳、延胡索，以四逆散调和肝脾，透邪解郁，疏利气机，以延胡索增强理气活血作用。若结聚较重，则配伍夏枯草、天冬、白花蛇舌草，以加强清热化痰散结之力。

案 12 健脾益肺、解毒抗癌法治疗肺鳞癌术后案

刘某，男性，73 岁，2012 年 8 月 15 日初诊。

主诉：左肺上叶癌切除术后 4 年半。

现病史：患者 2007 年于北京大学第一医院诊断为左肺癌，行左肺上叶切除术，术后病理示：中 - 低分化鳞癌。术后未行放、化疗。2011 年 11 月体检发现左肺下叶结节，于 2011 年 12 月行左肺下叶切除，术后病理示：鳞癌。2012 年 2 月 20 日于大同市第一人民医院复查胸部 CT 示：左肺癌术后伴左侧胸腔少量积液，左上肺空洞，肺气肿，胸膜下肺大疱，纵隔多发肿大淋巴结。现为求结合中医治疗来诊。

刻下症：体力可，上楼略气短，无咳嗽，痰少色黄，纳可，二便调，舌淡红，苔薄黄，脉弱。

诊断：左肺上叶鳞癌切除术后，左肺下叶鳞癌切除术后。

辨证立法：健脾益肺、解毒抗癌。

处方：

沙　参 10g	桔　梗 9g	黄　芪 30g	太子参 15g
土茯苓 20g	生薏苡仁 20g	仙鹤草 15g	白　英 15g
白　术 15g	山　药 15g	枳　壳 10g	益智仁 20g
陈　皮 10g	炒三仙各 10g	枸杞子 15g	女贞子 15g
甘　草 6g			

复诊与转归：患者服用此方数月余，2012 年 11 月 14 日复查未诉不适，复查血常规，肝肾功能，肿瘤标志物等均正常。2013 年 3 月 24 日于中国人民解放军总医院复查胸部 CT 示：右肺上叶胸膜结节，大小约 2.4cm×1.2cm，右肺门及纵隔内淋巴结肿大，考虑转移可能。以宽胸散结、益气健脾为法更方并配合 γ-刀治疗，肿物较前明显缩小，且未

出现明显的放疗后不良反应，具体处方如下：全瓜蒌 15g，薤白 10g，法半夏 9g，陈皮 10g，桔梗 9g，沙参 10g，龙葵 15g，白英 15g，半枝莲 20g，土茯苓 20g，莪术 9g，炒三仙各 10g，黄芪 30g，太子参 15g，白术 15g，女贞子 15g，白豆蔻 5g，甘草 6g。

截至 2014 年 12 月 30 日最后一次复诊，生存期已超过 7 年。

分析与体会：本案患者左肺上叶、下叶鳞癌两次术后，结合症状、舌脉考虑肺脾气虚证候为主，治疗以预防复发转移、提高生活质量为着眼点。以沙参益肺养阴，桔梗宣肺化痰，参苓白术散、枳术丸化裁，加黄芪健脾益气，培土生金，土茯苓、生薏苡仁、白英清热利湿、抗癌解毒，仙鹤草补虚抗癌，枸杞子、女贞子、益智仁阴阳双补，益肾填精，佐以炒三仙、陈皮、甘草消导助运、行滞和中。复诊检查见胸膜结节、肺门及纵隔淋巴结，不除外转移，故易以瓜蒌薤白半夏汤、二陈汤宽胸化痰散结为法，龙葵、莪术活血利水、抗癌解毒，白豆蔻温中行气消食。前后调治 2 年余，患者病情未见复发，术后生存期超过 7 年。

———— 师徒问对录 ————

问：能否简述初诊您从脾论治的思路？

答：患者证候为肺脾两虚，经历 2 次手术，气血不足，当以健脾助运，预防复发亦当以扶助后天之本，养正积自除，虽然用了大队健脾益气和中的药物，但是也以沙参益气养阴，桔梗载药上行、宣肺化痰，同时兼顾先天，应当说从肺、脾、肾论治更为准确。

问：对于肺癌您运用瓜蒌薤白半夏汤主要辨别要点是什么？

答：瓜蒌薤白半夏汤开胸豁痰散结为主要功效，临床上对于肺癌伴有胸痛、喘憋，合并胸腔积液、胸膜转移等较为常用，从证候上主要针对气滞、痰浊等。

案 13 宣肺止咳、化痰散结、健脾益肾法 配合化疗治疗右肺鳞癌案

冯某，男性，71 岁，2013 年 11 月 14 日初诊。

主诉：确诊右肺鳞癌 1 周。

现病史：2013 年 11 月 3 日因咳嗽不见缓解且间断咯血，就诊于当地医院，查胸部 CT 示：右肺软组织肿块。支气管活检病理示：鳞癌。未行手术、放疗、化疗等治疗。现为求中医治疗来诊。

刻下症：咳嗽有痰，量少色白，不易咳出，纳眠可，二便调，舌质暗苔薄，脉弱。

诊断：右肺门鳞癌。

辨证立法：宣肺止咳、化痰散结、健脾益肾。

处方：

沙 参 10g	桔 梗 9g	射 干 10g	五味子 10g
白 芍 12g	干 姜 3g	陈 皮 10g	姜半夏 9g
茯 苓 15g	炒三仙各 10g	土茯苓 20g	生薏苡仁 20g
金荞麦 20g	僵 蚕 15g	黄 芪 30g	太子参 15g
白 术 15g	山 药 15g	益智仁 20g	甘 草 6g

复诊与转归：患者服用此方配合化疗，未出现明显的消化道不适及骨髓抑制现象。顺利完成 3 个周期化疗。服药 8 个月后，复查胸部 CT 示：右肺肿物消失。为防耐药及化疗后身体虚弱等病情变化，去前方射干、五味子、干姜、僵蚕，加苦参 15g，白英 15g 以清热解毒，女贞子 15g，枸杞子 15g 以补益肝肾，截至最后一次复诊（2014 年 7 月 3 日），患者生存期已有 8 个月余。

分析与体会：本案患者右肺鳞癌 1 周来诊，未行任何其他治疗，结合症状考虑痰浊阻于肺络为标，肺脾肾气虚为本，故以沙参润肺养阴，

桔梗宣肺止咳，射干清热祛痰、利咽止咳，小青龙汤化裁温肺化饮，二陈汤燥湿健脾化痰，土茯苓、生薏苡仁、金荞麦、僵蚕清热利湿、散结解毒，黄芪、白术、山药、益智仁健脾益肾、扶正培本，佐以炒三仙和中助运。复查结果理想，酌减温肺化痰药物，调换苦参、白英清热解毒抗癌，酌加女贞子、枸杞子滋补肾阴，未经手术治疗仅依靠中药治疗与化疗相结合达到消除肿块的目的。患者生存期超过 8 个月。

▬ 师徒问对录 ▬

问： 方中清热解毒抗癌药物与温肺化痰药物药性相左是否会互相影响？

答： 患者病史较短，咳嗽咳痰症状明显，宣肺、润肺、温肺同用，清解之中注重宣化，润肺之体，宣肺之气，温肺之痰饮，清肺络邪毒，也可以理解为标本兼顾，土茯苓清热利湿给邪气以出路。

问： 能否简述您应用金荞麦的经验？

答： 金荞麦清热解毒、活血消痈，临床广泛用于肺痈、肺热咳喘、咽喉肿痛、风湿痹证、痈肿癌块，现代药理证实其具有抗肿瘤作用，金荞麦根水煎剂对小鼠 Lewis 肺癌和宫颈癌 U14 均有显著的抑制作用，金荞麦根中的提取物能明显抑制癌细胞内的核酸代谢，且对肺鳞癌的治疗敏感性高于其他组织类型的肺癌。

案 14　益气健脾、消痰散结法配合靶向药物治疗肺鳞癌切除术后案

陈某，女性，73 岁，2009 年 12 月 9 日初诊。

主诉： 右肺上叶鳞癌切除术后 1 年余。

现病史： 患者 2008 年 4 月 17 日就诊于北京大学第三医院，行右肺上叶癌切除术，术后病理示：肺鳞癌。肿物大小约 2cm×1.5cm×2cm，淋巴结转移（0/22），术后行 GP 方案化疗 3 次，至 2008 年 10 月结束。2009 年 4 月复查，发现肿瘤复发，口服厄洛替尼（特罗凯）至今，现为求中医配合治疗来诊。

刻下症： 咳嗽痰少，乏力，腿软，大便不成形，每日 4 次，小便可，纳可，眠差。舌淡红，脉弦。

既往史： 既往有高血压、糖尿病病史。

辅助检查： 脑 MRI 未见异常。

诊断： 右肺上叶鳞癌切除术后，化疗后，靶向药物治疗中。

辨证立法： 益气健脾、消痰散结。

处方：

沙　参 10g	麦　冬 10g	桔　梗 9g	前　胡 10g
射　干 10g	陈　皮 10g	法半夏 9g	炒三仙各 10g
土茯苓 15g	虎　杖 15g	生薏苡仁 20g	龙　葵 15g
白　术 15g	益智仁 20g	黄　芪 30g	白　参 6g
黄　芩 6g	甘　草 6g		

复诊与转归： 患者服用此方配合厄洛替尼（特罗凯）靶向治疗，未出现皮疹、腹泻等不适症状。服药 3 个月余，未诉不适，复查血常规，肝肾功能，肿瘤标志物等均未见异常。2010 年 8 月 20 日于北京大学第三医院复查胸部 CT 示：左上肺近胸膜处结节，部分变淡，略好

转。咳嗽、便溏等不适较前好转。后以清热解毒、消痰散结为法更方。具体方药如下：沙参 10g，桔梗 9g，前胡 10g，虎杖 15g，龙葵 15g，苦参 15g，生薏苡仁 20g，土茯苓 15g，陈皮 10g，法半夏 9g，覆盆子 15g，肉桂 5g，黄芪 30g，白术 15g，炒三仙各 10g，甘草 6g。

截至最后一次复查（2014 年 2 月 12 日），患者生存期已超过 5 年。

分析与体会：右肺上叶鳞癌切除术后，化疗后，靶向药物治疗中，结合咳嗽、乏力、腿软、大便不成形症状，可知患者肺脾两虚为本，痰浊内蕴为标，故以沙参、麦冬润肺养阴，桔梗、前胡、射干化痰止咳，陈皮、法半夏燥湿化痰，虎杖、土茯苓、生薏苡仁、龙葵清热利湿、解毒抗癌，黄芪、白参、白术健脾益气，益智仁温脾益肾，黄芩清热燥湿，预防厄洛替尼（特罗凯）不良反应，佐以炒三仙、甘草和中消导、调和药性。药后疗效满意，患者症状缓解，病情控制。后于扶正方药中加入肉桂温阳助肾、覆盆子滋阴益肾，从先天之本扶助正气。患者生存期超过 5 年。

━━● 师徒问对录 ●━━

问：您一般针对什么病证运用益气健脾法？

答：恶性肿瘤术后、放疗后应注意时时扶助正气，而扶正培本最直接、最重要的还是健脾益气，黄芪、人参均有调节免疫、抗肿瘤作用，若临床症见食少纳呆、体倦乏力、食后或午后腹胀，大便异常（溏、烂、先硬后溏、时溏时硬），伴有神疲懒言、口淡不渴、腹痛绵绵、恶心呕吐、面色萎黄等，舌质淡，舌体胖或有齿印，苔薄白，脉细弱等均可应用益气健脾法。

问：一般您健脾益气应用太子参较多，此处运用白参的目的是什么？

答：一般还是根据年龄、病程、病势、症状综合判断，此案为老年女性，肿瘤术后，复发，预后较差，乏力，腿软，大便不成形，4 次/日均为脾气亏虚较重的表现，人参较太子参可大补元气，健脾益气力强，且人参皂苷具有明确的抗肿瘤作用，又因患者服用厄洛替尼（特罗凯），为避免助热，故用白参不用红参。

案15 益气养阴、解毒抗癌法治疗肺鳞癌术后、化疗后案

吉某，男性，2012 年 8 月 22 日初诊。

主诉：右上肺鳞癌术后 1 年余。

现病史：2011 年 7 月出现咳嗽，反复不愈，于中国医学科学院肿瘤医院确诊为右上肺鳞癌Ⅱ期，2011 年 8 月 2 日行手术切除，术后化疗 4 周期。2012 年 8 月 9 日复查胸部 CT 示"右上肺切除术后改变；右肺多发结节，密切观察"，为求中医治疗来诊。

刻下症：晨起咳嗽，无痰，手术伤口疼痛，气短，纳可，二便调。舌淡红苔黄厚，脉滑。

辅助检查：神经元特异性烯醇化酶（NSE）16.0μg/L。

诊断：右上肺鳞癌术后，化疗后，右肺多发结节。

辨证立法：益气养阴、解毒抗癌。

处方：

北沙参10g	桔 梗9g	麦 冬10g	杏 仁9g
土茯苓20g	草河车15g	仙鹤草15g	陈 皮10g
炒三仙各10g	黄 芪30g	太子参15g	白 术15g
益智仁20g	女贞子15g	枸杞子15g	生薏苡仁20g
甘 草6g	白花蛇舌草15g		

分析与体会：患者中老年男性，因"右上肺鳞癌术后 1 年余"就诊，辨病为肺积，证属气阴两虚、癌毒内盛。患者经手术、化疗等治疗后，以虚象为主，治宜益气养阴为主，辅以解毒抗癌，方选沙参麦冬汤、桔梗杏仁煎合补中益气汤加减，药以北沙参、桔梗、麦冬、杏仁以益肺阴、利肺气，黄芪、太子参以补气养阴，陈皮、白术、生薏苡仁以健脾，白花蛇舌草、土茯苓、草河车、仙鹤草以解毒抗癌，炒三仙以顾

护脾胃，益智仁、女贞子、枸杞子以补先天之本，甘草以调诸药。诸药合用，兼顾肺脾肾，共奏益气养阴、解毒抗癌之功。

——**师徒问对录**——

问： 您论治肺癌非常注重脾胃，能否简述您的思路？

答： 在中医对于肿瘤的认识上，尤其重视脾胃的作用，主要体现在以下几个方面。一是生理上，从中医"四时五脏阴阳"和"脏气法时论"的角度来看，在方位上脾属土而居中央，从四时而言脾属长夏，从五脏而言脾主湿属中央。因此，脾胃属于中央的位置。另外，《黄帝内经》认为"胃为水谷之海，气血生化之源，脏腑经络之根""五脏六腑皆秉气于胃"。这说明五脏之功能活动，以及所藏精、气、血、津、液、髓等，皆有赖于脾胃运化的水谷精微作为物质基础，脾胃之气是五脏精微物质的来源和根本，既可补充五脏精气，又能充养脏腑。二是病理上，目前多认为肿瘤的发生基于"内虚"的基础，如《医宗必读》所述："正气不足，而后邪气踞之。"由于虚的存在，六邪及癌毒乘虚而入，导致机体脏腑气血阴阳失调，出现气滞血瘀、痰湿结聚、热毒内蕴等病理变化，日久而成积块。因此，正气内虚是肿瘤的发病基础。而在"内虚"的诸多因素中，脾胃虚弱引起的气虚血亏是重要的病理基础。脾胃是人体的后天之本，元气是人体生命的动力和源泉，脾胃功能的强弱是决定元气盛衰的关键。脾胃伤则元气衰，元气衰则疾病生。肿瘤患者在经过手术、放疗、化疗及中药清热解毒、活血化瘀等治疗后，亦会进一步损伤脾胃功能，形成恶性循环。三是治疗上，李东垣说："善治病者，惟在调理脾胃。"在肿瘤的治疗上，脾胃属土，有"运四旁"的作用。肺部疾病可以通过"培土生金"来达到治疗目的，肝部疾病亦可由于"见肝之病，知肝传脾，当先实脾"而从脾胃论治。

案16 宽胸散结、健脾益肺、清热解毒法配合靶向药物治疗肺鳞癌、纵隔淋巴结转移、骨转移案

徐某，女性，53岁，2013年4月11日初诊。

主诉：确诊右肺鳞癌，骨转移2年。

现病史：2011年4月因咳嗽就诊于当地医院，检查发现右肺中叶占位，穿刺活检病理示：中分化鳞癌。骨MRI示：右骨盆转移。开始口服吉非替尼（易瑞沙）治疗，前3个月有效，后2个月无效。针对骨转移，用伊班膦酸钠对症治疗2年。2011年11月30日行肺癌根治术，术后病理示：鳞癌。术后行6个周期GP方案化疗，针对骨转移，放疗22次。自2012年7月行培美曲塞二钠（力比泰）单药化疗6个周期。2013年1月16日复查PET－CT，发现纵隔7区肿大淋巴结，余未见明显异常。肿瘤标志物未见异常。2013年1月23日行胸部放疗32次，后复查胸部CT示：双肺炎性病灶，余未见异常。现为求中医配合治疗来诊。

刻下症：咳嗽有痰，量少质黏难咳出，气短，乏力，大便次数较多，2~3次/日，舌略红，苔薄，脉弦滑略数。

既往史：既往有糖尿病，高血压病史。

诊断：右肺中叶中分化鳞癌术后，骨转移，纵隔淋巴结转移，放、化疗后。

辨证立法：宽胸散结、健脾益肺、清热解毒。

处方：

夏枯草 15g	天 冬 10g	半枝莲 20g	僵 蚕 15g
沙 参 10g	桔 梗 9g	陈 皮 10g	法半夏 9g
炒三仙各 10g	全瓜蒌 10g	薤 白 10g	黄 芪 30g

太子参 15g　　　　白　术 15g　　　　山　药 15g　　　　益智仁 20g

甘　草 6g　　　　白花蛇舌草 15g

复诊与转归：患者服用此方，后配合埃克替尼（凯美纳）靶向治疗，复查血常规，肝肾功能均未见异常。气短，乏力，便溏等不适症状逐渐缓解。2014 年 2 月 12 日自诉曾咯血 2 次，PET – CT 检查示纵隔区淋巴结较前明显缩小，更方加强止血作用，具体方药如下：沙参 10g，桔梗 9g，麦冬 10g，杏仁 9g，土茯苓 20g，生薏苡仁 20g，陈皮 10g，炒三仙各 10g，黄芪 30g，太子参 15g，女贞子 15g，枸杞子 15g，生地 12g，乌药 15g，仙鹤草 15g，白英 15g，白术 15g，益智仁 20g，甘草 6g。

复诊诉服用上药 1 周后咯血止，以疏肝理气、健脾益肾为法更方以巩固疗效，具体方药如下：柴胡 12g，白芍 12g，枳壳 10g，紫草 15g，沙参 10g，桔梗 9g，麦冬 10g，杏仁 9g，半枝莲 20g，仙鹤草 15g，土茯苓 20g，生薏苡仁 20g，陈皮 10g，炒三仙各 10g，黄芪 30g，当归 10g，太子参 15g，白术 15g，女贞子 15g，甘草 6g。

截至 2014 年 5 月 21 日最后一次复查，患者未诉不适，生存期超过 3 年。

分析与体会：本案患者右肺中叶中分化鳞癌术后，结合气短、乏力、大便次数增多考虑肺脾气虚为本，骨转移，纵隔淋巴结转移考虑正虚基础上，痰浊邪毒内盛。故以黄芪、太子参、白术、山药健脾益气、培土生金，沙参、桔梗滋阴养肺、宣肺止咳，瓜蒌薤白半夏汤配伍陈皮宽胸豁痰、理气散结，夏枯草、天冬、白花蛇舌草配伍半枝莲、僵蚕针对淋巴结转移，清热散结、抗癌消肿，益智仁温补脾肾，兼能止泻，亦有抗肿瘤药理作用，佐以炒三仙、甘草消导助运、行滞和中。复诊配合靶向治疗疗效满意，因咯血等加用仙鹤草益气止血抗癌，后期以四逆散疏肝理气，疏肝气以散结、降肺气以化痰、健脾气以助运。综合调治 1 年余，患者症状消失，病情好转，术后生存期已超过 3 年。

问： 为何本案中您没有针对骨转移进行用药？

答： 患者已针对骨转移，接受放疗，且复查 PET－CT 提示除纵隔 7 区肿大淋巴结，余未见明显异常。故抓住主要矛盾，以清热散结药物针对淋巴结转移进行治疗，并贯穿扶正培本治则。

问： 能否简述您应用化痰散结治法的主要辨证要点？

答： 从疾病层面，凡是淋巴结转移、有形结块未经手术切除，或痰证为主，临床症见食欲不振、腹胀、腹泻、尿少、面黄、水肿、舌淡苔润、脉濡缓等均可运用。

案 17 益气养阴、健脾益肾法治疗肺腺癌术后案

赵某，男性，64 岁，2012 年 5 月 23 日初诊。

主诉： 肺癌术后 5 年余。

现病史： 患者 2006 年诊断为左肺上叶癌，2006 年 12 月于中国医学科学院肿瘤医院行手术切除术，术后病理示：腺癌，Ib 期。术后予 4 周期化疗，具体方案不详。2011 年 6 月 10 日复查胸部 CT 示：左肺术后改变，右肺中叶胸膜下小结节 0.4cm，建议观察。2012 年 3 月 1 日复查胸部 CT 示：右肺中叶及双肺下叶胸膜下局限性突起影，左侧胸膜轻度增厚。与老片比较，病变同前相仿。2012 年 5 月 8 日于中国医学科学院肿瘤医院复查胸部 CT 示：左侧胸膈面多个小结节样突起，大者约 0.5cm，为新出现。右侧胸膜小结节同前相仿。现为求结合中医治疗来诊。

刻下症： 偶有咳嗽，痰少，无气短，纳可，二便调或便溏，舌淡红，苔薄，脉细。

诊断： 左肺上叶腺癌术后，Ib 期，化疗后。

辨证立法： 益气养阴、健脾益肾。

处方：

沙 参 10g	麦 冬 10g	桔 梗 9g	杏 仁 9g
半枝莲 20g	金荞麦 20g	莪 术 9g	陈 皮 10g
炒三仙各 10g	黄 芪 30g	太子参 15g	枸杞子 15g
女贞子 15g	白 术 15g	甘 草 6g	白花蛇舌草 15g

复诊与转归： 患者服用此方，无特殊不适。复查血常规，肝肾功能均正常，胸部 CT 示右肺中叶胸膜下小结节同前相仿。为防止出现耐药及适应病情变化，去首方杏仁、莪术、枸杞子、白花蛇舌草，加白英、

土茯苓以清热解毒，益智仁以温脾暖肾。后予以埃克替尼（凯美纳）配合化痰散结、健脾益肾中药，具体处方如下：沙参10g，桔梗9g，黄芪30g，太子参15g，土茯苓20g，生薏苡仁20g，夏枯草15g，莪术9g，陈皮10g，法半夏6g，茯苓15g，炒三仙各10g，生白术15g，山药15g，枳壳10g，益智仁20g，枸杞子15g，乌药15g，甘草6g。截至2014年3月19日最后一次复诊，生存期已达7年余。

分析与体会：本案患者左肺上叶腺癌术后，化疗后，正虚为本，邪实为标，治疗正邪兼顾，沙参、麦冬养阴润肺，桔梗、杏仁宣降并用、宣肺止咳，半枝莲、白花蛇舌草、金荞麦、莪术清热解毒抗癌，兼有利水活血之功，黄芪、太子参、白术益气健脾，女贞子、枸杞子滋补肝肾，佐以炒三仙、陈皮、甘草消导助运、行滞和中。复诊以调整抗癌解毒药物、扶正培本药物为主，生薏苡仁、土茯苓兼顾健脾利湿与解毒抗癌功效，为临床常用。前后调治2年余，患者术后生存期达7年余，整体生活质量理想。

师徒问对录

问：您如何认识肺癌的核心病机？

答：其发病是人体脏腑阴阳失调，正气虚损，或情志不畅等致气机失调，三焦、经络痹阻，营血津液运行敷布失常；外邪侵袭，或烟毒久熏灼伤气阴，痰瘀之邪久踞于肺而成癥积。其核心病机为气阴两伤、痰浊瘀毒阻肺。

问：对于肺癌辨病用药您有哪些经验？

答：肺癌辨病选药常用沙参、麦冬、桔梗、杏仁益气养阴、宣降肺气、化痰止咳，遇有胸闷喘憋，属痰涎壅盛或痰气郁闭者，则以瓜蒌、半夏、薤白、陈皮宽胸理气、化痰散结。

案 18　益气健脾、宽胸散结法结合放、化疗治疗肺腺癌术后案

张某，男，65 岁，2012 年 3 月 14 日初诊。

主诉：左肺下叶腺癌术后 10 个月。

现病史：2011 年 5 月因咳嗽就诊于当地医院，检查发现左肺下叶占位。遂转入北京协和医院，完善相关检查，诊断为左肺下叶癌，于 2011 年 5 月 25 日在北京协和医院行左肺下叶切除术。术后病理示：左肺下叶腺癌，Ⅱ期，术后化疗 4 个周期（具体方案不详），放疗 25 次，于 2011 年 12 月底放、化疗结束。现为求结合中医治疗来诊。

刻下症：咳嗽，喘憋，纳眠可，二便调，舌略红，剥苔，脉弱。

辅助检查：2011 年 12 月 27 日胸部 CT 示：左下肺叶切除术后改变，左侧胸腔局限性气胸及液气胸改变，双肺弥漫性肺气肿。

诊断：左肺下叶腺癌术后，放、化疗后。

辨证立法：益气健脾、宽胸散结。

处方：

全瓜蒌15g	薤　白10g	法半夏9g	陈　皮10g
土茯苓20g	生薏苡仁20g	半枝莲20g	白　英15g
白　术15g	防　风10g	炒三仙各10g	益智仁20g
黄　芪30g	太子参15g	女贞子15g	甘　草6g

复诊与转归：患者服用此方 3 个月余，2012 年 7 月 5 日复查血常规及癌胚抗原（CEA）等肿瘤标志物均正常。为防止中药耐药现象出现，去首方薤白、法半夏、白英、半枝莲，加金荞麦、夏枯草以清热解毒散结，山萸肉以益肾，茯苓以健脾。

2012 年 9 月 20 日复查胸部 CT 示：双肺门、纵隔未见肿大淋巴结，左侧胸腔积液较前略增多。以益气散结、健脾利湿为法更方为：沙参

10g，桔梗9g，黄芪30g，太子参15g，土茯苓20g，生薏苡仁20g，陈皮10g，炒三仙各10g，白术15g，山药15g，益智仁20g，虎杖15g，半枝莲20g，仙鹤草15g，麦冬10g，茯苓15g，甘草6g。

后于2013年10月23日于中国医学科学院肿瘤医院复查胸部CT示：双肺类结节较前缩小、左侧胸腔积液较前减少。截至2014年3月26日最后一次复诊，生存期已超过2年。

分析与体会：本案患者左肺下叶腺癌术后，放、化疗后，痰湿浊毒蕴结于肺，脾肺气虚亏虚于内，故以瓜蒌薤白半夏汤宽胸下气、化痰散结，脉弱故配伍玉屏风散益气健脾固卫，生薏苡仁、土茯苓、半枝莲、白英清热利湿解毒，益智仁、女贞子阴阳双补、填精益血，佐以炒三仙、陈皮、甘草消积滞、和胃气，二诊情况稳定，加入茯苓一方面健脾利水，另一方面与陈皮、甘草配伍成为二陈汤化痰散结，与白术、太子参、甘草配伍成为四君子汤益气健脾，邪正兼顾。患者后以此方加减调整服药1年半，复查影像学结果较前改善，术后生存期超过2年。

—— 师徒问对录 ——

问：能否简述您常用的清热解毒类抗癌药物有哪些？

答：我临床常用五味消毒饮、黄连解毒汤、仙方活命饮、白头翁汤等加减。常用药物有半枝莲、白花蛇舌草、龙葵、白英、金荞麦、藤梨根、八月札、石见穿、夏枯草、苦参、蒲公英、穿心莲等。

问：能否简述益智仁一般用于哪些情况？

答：益智仁能够温脾开胃摄唾、暖肾固精缩尿，一方面用于胃肠等消化道肿瘤，主要用其开胃助运，另一方面用于常见恶性肿瘤以扶正培本，温脾暖肾，先后天兼顾，用于预防复发、转移，现代药理学研究证实其有抗癌作用。

案19 益气养阴、清热解毒法结合化学 药物、靶向药物治疗肺腺癌案

贾某，女性，69 岁，2011 年 9 月 22 日初诊。

主诉： 发现肺部占位 5 个月余。

现病史： 患者于 2011 年 4 月单位体检时发现双肺多发结节，于 2011 年 4 月 28 日在中国医学科学院肿瘤医院行胸腔镜活检，病理示：低分化腺癌。术后至包头肿瘤医院行培美曲塞二钠＋卡铂化疗 2 周期。2011 年 6 月 27 日复查胸部 CT 发现 PD，遂前往北京大学肿瘤医院就诊，予吉非替尼（易瑞沙）靶向治疗；2011 年 8 月 1 日胸部 CT 示：双肺多发结节影较前明显缩小，原两肺粟粒状结节与前相仿、右肺上叶后段斑片影与前相仿、纵隔内多发小淋巴结与前相仿、双侧胸膜增厚。遂继续口服吉非替尼（易瑞沙）治疗。2011 年 9 月 20 日查 CT 示：双肺纹理紊乱增多，弥漫细小结节及磨玻璃样影有所增多，余与前相仿。现肿瘤标志物正常。

刻下症： 无咳嗽咳痰，无胸闷气短，纳眠可，二便调，体力可。

既往史： 慢性支气管炎病史 6 年；高血压病史 6 年，血压最高为（140～150）/90mmHg，服药控制良好；冠心病病史 6 年；2011 年 4 月行左侧甲状腺切除术。

诊断： 双肺腺癌，化疗后，吉非替尼（易瑞沙）治疗中。

辨证立法： 益气养阴、清热解毒。

处方：

沙 参 10g	桔 梗 9g	麦 冬 10g	杏 仁 9g
半枝莲 20g	土茯苓 20g	生薏苡仁 20g	白 英 15g
陈 皮 10g	炒三仙各 10g	黄 芪 30g	太子参 15g
白 术 15g	益智仁 20g	女贞子 15g	甘 草 6g

复诊与转归：患者服用此方配合吉非替尼（易瑞沙）靶向治疗，服药 2 个月余，未出现皮疹、腹泻等靶向药物不良反应。为防止出现耐药，以僵蚕、莪术、白花蛇舌草代替白英、半枝莲以清热解毒、通络散结；同时去生薏苡仁、杏仁以降低宣肺利湿之功，添加枸杞子以健脾益肾。

2012 年 2 月 29 日复查胸部 CT 示双肺结节较前缩小。以益气健脾、清热解毒散结为法更方以巩固疗效，具体方药如下：沙参 10g，桔梗 9g，黄芪 30g，太子参 15g，土茯苓 20g，生薏苡仁 20g，金荞麦 15g，半枝莲 20g，陈皮 10g，炒三仙各 10g，白术 15g，益智仁 20g，枳壳 10g，山药 12g，山茱肉 15g，甘草 6g。截至 2014 年 4 月 9 日最后一次复诊，生存期已达 3 年。

分析与体会：本案患者双肺腺癌，化疗后、靶向治疗中，无特殊症状，故以辨病和综合治疗（化疗与中药治疗，靶向治疗与中药治疗相结合）为主。沙参、麦冬、桔梗、杏仁配伍，益气养阴、宣降肺气、化痰止咳，宣降结合、清润结合、通补结合，生薏苡仁、土茯苓、半枝莲、白英均有抗癌解毒作用，利湿、泄浊、清热兼顾，黄芪、太子参、白术益气健脾，培土生金，益智仁、女贞子温阳滋阴、益肝温脾滋肾，以炒三仙、陈皮、甘草消积滞、和胃气。复诊疗效可，予调整抗癌解毒药物防止耐药，后影像检查双肺结节较前缩小，无特殊不适加用枳壳、山药等增强健脾、理气、和胃作用，所谓持中央、运四旁。前后调治近 3 年，患者病情稳定。

─── **师徒问对录** ───

问：能否简述肺脾气虚证的辨证要点？

答：此证多见于素体脾虚，土不生金，肺气亦伤，因此，肺脾之气俱虚。肺气虚则气短、易汗出，脾气虚则纳食不香或伴眠浅、大便微溏；疲倦、舌质淡白、苔白、脉细亦为气虚之象。

问：能否简述肺脾气虚证的治法？

答：肺癌证见肺脾气虚者，脾为后天之本，脾气虚则生化乏源，治以培土生金，益气健脾补肺。

案 20　泻肺利水、健脾益肾法配合化疗治疗肺腺癌伴大量胸腔积液案

程某，男性，59 岁，2012 年 12 月 5 日初诊。

主诉：左肺上叶腺癌 6 个月伴有大量胸腔积液。

现病史：患者因胸闷、气短于 2010 年 6 月在当地医院查胸部 CT，发现左肺占位，胸腔积液。2010 年 9 月抽胸腔积液 500ml，胸腔积液中找癌细胞，病理诊断为腺癌。无手术指征，中国人民解放军总医院建议放、化疗，现为求结合中医治疗来诊。

刻下症：胸闷，气短，睡觉俯卧位缓解，咳嗽，痰较多，色白质黏，纳少，二便调。舌略暗苔薄，脉弱。

辅助检查：2011 年 8 月于中国人民解放军总医院行胸部 CT 示：①左肺上叶舌段占位（3.7cm×5.6cm）；②双肺及双侧叶间胸膜多发结节影；③双侧胸腔大量积液；④胸椎椎体骨质破坏。

诊断：左肺舌叶腺癌，双侧胸腔大量积液。

辨证立法：泻肺利水、健脾益肾。

处方：

葶苈子 15g	大　枣 10 枚	椒　目 10g	龙　葵 15g
半枝莲 20g	土茯苓 20g	白　英 15g	陈　皮 10g
姜半夏 9g	炒三仙各 10g	黄　芪 30g	太子参 15g
白　术 15g	山　药 15g	枸杞子 15g	女贞子 15g
甘　草 6g			

复诊与转归：患者服用此方配合化疗，未出现明显的消化道不适及骨髓抑制现象，顺利完成 4 次化疗，同时中药配合抽胸腔积液治疗（抽胸腔积液 1 次，2000ml），后复查胸部 CT 示：病灶稳定，胸腔积液逐渐减少。查血常规等均正常。后以健脾利湿、清热解毒抗癌为法，具体

方药如下：葶苈子15g，大枣10枚，土茯苓20g，陈皮10g，姜半夏9g，炒三仙各10g，黄芪30g，太子参15g，白术15g，山药15g，枸杞子15g，女贞子15g，甘草6g，生薏苡仁20g，金荞麦20g，莪术9g，茯苓20g。

2013年6月复诊，胸腔积液仅少量，无特殊不适症状，为防止中药耐药及适应病情变化，以益气健脾、温阳利水为法更方，具体方药如下：肉桂3g，陈皮10g，炒三仙各10g，沙参10g，土茯苓20g，生薏苡仁20g，黄芪30g，太子参15g，桔梗9g，女贞子15g，白术15g，益智仁20g，半枝莲20g，金荞麦15g，白英15g，莪术9g，山萸肉15g，甘草6g。

截至最后一次复查（2013年12月30日），复查无殊，患者生存期已达1年余。

分析与体会： 本案患者左肺舌叶腺癌，双侧胸腔大量积液，来诊时已无手术机会，故治疗以标本兼顾，急则治标，以葶苈大枣泻肺汤、已椒苈黄丸化裁泻肺利水，葶苈子泻肺行水消肿，椒目温化痰饮，大枣缓中防止峻下伤阴、缓和药性、减少刺激，龙葵、半枝莲、土茯苓、白英清热解毒、利水湿、抗癌肿，陈皮、姜半夏健脾燥湿、化痰和胃，炒三仙消食和胃，黄芪、太子参、白术、山药、甘草健脾益气、扶正培本，枸杞子、女贞子调补肝肾，复诊因配合化疗与胸腔穿刺抽取积液，故疗效可，加减调换抗癌解毒药物生薏苡仁、茯苓、莪术、金荞麦一方面加强利水功效，健脾渗湿、活血利水，另一方面可防止耐药。后胸腔积液基本消除，症状无殊，故加强扶正，以温阳固肾、助气化、行水湿为法，以肉桂、益智仁温肾元、助气化，以沙参、桔梗润肺阴、宣肺气、提壶揭盖。经前后调治，患者生存期已超过1年。

──── 师徒问对录 ────

问：您如何从中医角度认识恶性胸腔积液？

答：恶性肿瘤引起的恶性胸腔积液属于传统医学"悬饮"范畴，表现为胸痛、胸闷、心慌、气短、咳嗽、喘促、呼吸困难等症状，多见于乳腺癌、肺癌、恶性纵隔肿瘤、恶性胸膜间皮瘤等。因出现恶性胸腔

积液时，多提示病史较长，病属晚期，虽有一部分患者表现为形体较盛，但其肺、脾、肾之气多已暗耗，故治疗上需扶正祛邪共举。

问： 您在恶性胸腔积液治疗上有哪些遣方用药经验？

答： 恶性胸腔积液临床治疗上多以温阳化气为主，多采用防己黄芪汤加减，根据"病痰饮者，当以温药和之"，常加桂枝、附子温阳化气，增强逐水力度，再辅以青皮、陈皮行气，茯苓、生薏苡仁健脾利水，以炒谷麦芽顾护胃气，增加食欲以扶正。胸腔积液量大的患者，则多采用己椒苈黄丸与葶苈大枣泻肺汤合方，以增强利水逐饮之功效。如部分患者胸腔积液病势急，增长速度快，症状较重，可急则治其标，投以十枣汤等攻逐水饮为主之剂，或者配合胸腔引流，以期尽快缓解急症。随后继续温补脾肾，减缓胸腔积液的增长。

案 21　健脾益肾、宣肺散结法配合放、化疗治疗肺腺癌伴双肺转移、淋巴结转移案

蔡某，男性，53 岁，2013 年 6 月 6 日初诊。

主诉：发现左肺占位 3 个月余。

现病史：患者于 2013 年 3 月体检发现 CEA 升高（具体不详），遂于当地医院完善相关检查发现左肺占位。于 2013 年 4 月 7 日转入北京大学肿瘤医院，查支气管镜病理示腺癌。进一步检查发现：双锁骨上、腋下淋巴结转移，双肺转移，脑和骨未见转移。2013 年 5 月 2 日行放、化疗，同步进行（化疗具体方案不详，放疗具体剂量不详），拟于 2013 年 6 月 9 日结束放、化疗。现为求中医配合治疗来诊。

刻下症：目前患者呃逆明显，偶有咳嗽，余未见异常，舌略暗，脉弱。

辅助检查：肿瘤标志物中 CEA 104.4μg/L；细胞角蛋白 19 片段（CYF21-1）4.8μg/L；SCC 1.6μg/L。

诊断：左肺腺癌，双肺转移，淋巴结转移，放、化疗中。

辨证立法：健脾益肾、宣肺散结。

处方：

沙　参 10g	桔　梗 9g	麦　冬 10g	杏　仁 10g
半枝莲 20g	土茯苓 20g	生薏苡仁 20g	草河车 15g
陈　皮 10g	姜半夏 9g	炒三仙各 10g	黄　芪 30g
当　归 10g	太子参 15g	五味子 10g	女贞子 15g
枸杞子 15g	紫苏梗 10g	甘　草 6g	

复诊与转归：患者服用此方配合放、化疗，未出现明显的消化道不适、骨髓抑制现象以及放疗后不良反应。2013 年 12 月 26 日复查胸部CT 示：病灶较前缩小，颈部淋巴结未见。患者自觉气短，左肩部、左

胸部不适，以健脾益肾、宽胸散结为法更方，具体方药如下：沙参10g，桔梗9g，黄芪30g，太子参15g，莪术9g，土茯苓20g，生薏苡仁20g，龙葵15g，陈皮10g，炒三仙各10g，全瓜蒌15g，薤白10g，法半夏9g，生白术15g，女贞子15g，枳壳10g，肉苁蓉20g，乌药15g，枸杞子15g，甘草6g。

截至2014年5月14日最后一次复诊，患者不适症状消失，去前方全瓜蒌、薤白、龙葵、乌药，加夏枯草15g、煅牡蛎20g、僵蚕15g、金荞麦20g以巩固疗效。患者生存期已超过1年。

分析与体会： 本案患者左肺腺癌，双肺转移，淋巴结转移，放、化疗中，正虚邪实，呃逆考虑为胃气不和，故以生脉散益气养阴，当归补血汤益气养血，女贞子、枸杞子、沙参益肾养阴，桔梗、杏仁宣降肺气、化痰止咳，陈皮、姜半夏、紫苏梗理气化痰、和胃降逆止呃，半枝莲、土茯苓、生薏苡仁、草河车清热利湿、抗癌解毒，佐以炒三仙、甘草消积滞、和中焦、缓药性。全方从扶正培本、和胃理气入手，故复诊虽经化学治疗未见消化道不适、骨髓抑制现象，且影像学评价较前好转，因胸部不适，痰浊蕴结，故以瓜蒌薤白半夏汤豁痰下气散结，乌药、肉苁蓉温肾以助阳气气化而痰凝得散，再以枳术丸化裁运脾助运，患者症状得以明显改善。该患者结合放、化疗，带瘤生存超过1年，生活质量相对较高。

────── 师徒问对录 ──────

问： 请您简单介绍在扶正培本中运用补肾温阳法的指征。

答： 对于肿瘤患者寒邪积聚、痰凝滞涩，或临床症见腰膝酸软、畏寒肢冷，伴精神萎靡、形寒肢冷、神疲乏力、尿频而清、大便溏薄、舌质淡、苔薄白、脉沉细者我常用补肾温阳法，有时对于寒热不显者宜阴阳双补，相生互用。

问： 能否简单介绍您补肾温阳的具体用药经验？

答： 我临床常用金匮肾气丸、右归丸、二仙汤等加减，常用药物有：补骨脂、肉苁蓉、仙灵脾、仙茅、巴戟天、益智仁、制附子、冬虫夏草、川断、杜仲等。

案 22　益气散结、通络开窍法配合放、化疗治疗肺癌术后脑转移案

席某，男性，50 岁，2011 年 11 月 17 日初诊。

主诉： 左肺癌术后 1 年，化疗后半年。

现病史： 患者于 2010 年 9 月体检发现左肺上叶占位，于当地医院完善相关检查，支气管镜活检示：左上肺腺癌。于 2010 年 9 月 14 日行"左肺上叶切除 + 纵隔淋巴结清扫"术，术后病理示：左上肺中－低分化腺癌，$T_2N_1M_0$。患者于 2010 年 11 月至 2011 年 3 月行"培美曲塞二钠 + 顺铂"化疗 6 个周期。2011 年 3 月底至 2011 年 4 月底放疗 30 次，具体剂量不详。2011 年 9 月复查脑 MRI 示：顶叶、枕叶较大占位，大小分别约 1.5cm×2cm，1.5cm×2cm（未见具体报告）。2011 年 10 月行颅脑局部放疗。2011 年 10 月 18 日行单药多西他赛单药化疗 2 个周期。现为求配合中医治疗来诊。

刻下症： 稍活动即喘，阴雨天手术伤口不适，头痛，余未见明显异常，舌淡红苔薄，脉弦滑。

辅助检查： 2011 年 9 月 19 日胸部 CT 示：纵隔内小淋巴结，左侧胸膜增厚，胸腔积液。

诊断： 左肺上叶中低分化腺癌术后，脑转移，放、化疗后。

辨证立法： 豁痰开窍、通络散结。

处方：

石菖蒲 15g	郁 金 10g	全 蝎 3g	僵 蚕 15g
土茯苓 20g	生薏苡仁 20g	莪 术 9g	川 芎 10g
陈 皮 10g	姜半夏 9g	炒三仙各 10g	黄 芪 30g
生白术 10g	太子参 15g	女贞子 15g	甘 草 6g

复诊与转归： 患者服用此方配合化疗，未出现明显的消化道不适和

骨髓抑制现象，顺利完成6次化疗。化疗后患者定期复查，气短乏力不适逐渐改善。后复查发现脑部转移灶较前增大，于中国人民解放军海军总医院（现中国人民解放军第六医学中心）行 γ-刀治疗，配合中药口服，具体方药如下：沙参10g，桔梗9g，黄芪30g，太子参15g，土茯苓20g，生薏苡仁20g，僵蚕15g，乌药15g，白术15g，女贞子15g，陈皮10g，炒三仙各10g，石菖蒲15g，郁金10g，全蝎3g，川芎10g，甘草6g。患者头痛等不适消失。

2014年3月5日最后一次复诊，复查脑MRI无异常，无头痛及其他不适。生存期已超过2年。

分析与体会：本案患者左肺上叶中－低分化腺癌术后，脑转移，放、化疗后，正虚为本，痰浊邪毒阻滞络脉为标，故以菖蒲郁金汤、二陈汤加减豁痰开窍醒神，配伍全蝎、僵蚕通络散结解毒，川芎活血行气，引药上行于脑髓，土茯苓、生薏苡仁、莪术清热活血消癥，兼能利湿解毒，黄芪、白术、太子参益气健脾，女贞子调补肝肾，佐以炒三仙、甘草消食和胃、调和药性。后因病势发展迅猛，配合 γ-刀治疗消瘤减毒，再辅以扶正培本、抗癌解毒药物，患者生存期达到2年5个月，癌症未见复发，病情稳定。

—— 师徒问对录 ——

问：对于脑转移，如果治疗效果不理想，患者又拒绝进一步放、化疗，中医有何思路？

答：一方面可以增强化痰散结药物的应用，另一方面，继续强化扶正培本，从脾肾论治，注意抗癌解毒药物的调换，防止耐药。

问：本案 γ-刀治疗结合中药有效延长了生存期，您觉得是否主要是扶正药物的作用？

答：肺癌脑转移死亡率高、生存期短，立体定向 γ 射线放疗对于减瘤减毒，延缓疾病进展、延长生存期有一定效果，临床结合中药扶正培本治疗，配合祛邪，能够有效改善患者生存质量，进一步延缓进展。

案 23　益气健脾、清热散结法配合化疗治疗肺中分化腺癌术后案

张某，女性，50 岁，2012 年 8 月 30 日初诊。

主诉：右肺癌术后 9 个月余，化疗后 6 个月余。

现病史：患者于 2011 年 9 月体检时发现右肺占位，遂就诊于北京协和医院，并于 2011 年 11 月 7 日行"右上肺切除＋纵隔淋巴结清扫"术，术后病理示：右上肺中分化腺癌，淋巴转移 3/13。2011 年 12 月起行"紫杉醇（泰素）＋顺铂"化疗 4 个周期，末次于 2012 年 2 月 12 日结束。2012 年 4 月 17 日复查 PET－CT 示：原右肺上叶代谢异常增高结节已手术切除，双下肺无代谢活性条索影。现为求中医配合治疗来诊。

刻下症：偶有呃逆，乏力，眠差，易醒，纳可，大便偏稀，1～2 次/天，小便正常，出汗多，舌淡红，苔薄，脉细弱。

个人史：月经自 2012 年 1 月后未来。

辅助检查：肿瘤标志物。2012 年 7 月 9 日：CEA 5.74μg/L；组织多肽抗原（TPA）1.54ng/ml。2012 年 8 月 22 日：CEA 6.58μg/L；TPA 2.18ng/ml。

诊断：右肺上叶中分化腺癌术后，淋巴结转移，化疗后。

辨证立法：益气健脾、清热散结。

处方：

沙　参 10g	桔　梗 9g	黄　芪 30g	太子参 15g
半枝莲 20g	土茯苓 20g	生薏苡仁 20g	白　术 15g
山　药 15g	枳　壳 10g	益智仁 20g	蒲公英 20g
五味子 10g	陈　皮 10g	炒三仙各 10g	甘　草 6g
白花蛇舌草 15g			

复诊与转归：患者服用此方 2 个月余，仍失眠，未诉其他不适，复

查血常规、肝肾功能、肿瘤标志物、胸部 CT、脑 MRI 均未见复发转移迹象，为防止出现中药耐药现象及适应病情变化，去首方半枝莲、白花蛇舌草、蒲公英、五味子，加白英 15g，金荞麦 20g，酸枣仁 15g，煅牡蛎 15g，决明子 15g。

服用此方数月余，病情平稳，截至 2014 年 3 月 13 日，更方以巩固疗效，具体方药如下：柴胡 12g，白芍 12g，枳壳 10g，紫草 15g，土茯苓 20g，生薏苡仁 20g，莪术 9g，仙鹤草 15g，陈皮 10g，姜半夏 9g，茯苓 15g，郁金 10g，黄芪 30g，当归 10g，生地 12g，肉桂 6g，白术 15g，山药 15g，甘草 6g。

后复查未诉不适，截至最后一次复查（2014 年 7 月 3 日），患者生存期已近 2 年。

分析与体会：本案患者右肺上叶中分化腺癌术后，淋巴结转移，化疗后，来诊前 CEA 呈上升趋势，结合乏力，汗多，大便稀，眠差，易醒等症状考虑肺脾两虚为本，热毒痰结内蕴为标。故以黄芪、太子参、白术、山药、枳壳、益智仁益气健脾、降气开胃，沙参润肺养阴，桔梗宣肺止咳，半枝莲、白花蛇舌草、土茯苓、生薏苡仁清热利湿、解毒抗癌，蒲公英增强清热解毒、消痈散结之功，五味子敛肺滋肾、生津敛汗、涩精止泻、宁心安神，切中病机，兼顾多个症状，佐以炒三仙、陈皮、甘草消食和胃、调和药性。复诊病情稳定，唯失眠，予决明子清肝热，酸枣仁补阴血、清虚热、宁心神，煅牡蛎潜镇安神，增强助眠效果，后以四逆散、参苓白术散、二陈汤、当归补血汤化裁，配伍清热散结抗癌、滋肾助阳药物，肝、脾、肾兼顾，气血阴阳同调，共奏扶正培本、祛邪解毒之功。患者生存期近 2 年，治疗效果理想。

──── 师徒问对录 ────

问：本案后期扶正气血阴阳兼顾，能否谈谈您对扶正培本的看法？

答：扶正培本法是中医治疗恶性肿瘤的重要法则之一，所谓"扶正"，就是扶助正气，所谓"培本"，就是培植元气，提高机体的抗病能力，扶正培本法实际上就是通过对肿瘤患者的阴阳气血的扶助补益与调节而改善肿瘤患者的"虚证"状态，从而达到防治肿瘤的一种法则，它不单指应用补益强壮的方药，而且还把调节人体阴阳平衡，气血、脏腑、经络功能的平衡稳定，以及增强机体抗癌能力的方法都包含在内，因而中医的"补之、益之、调之、和之"等都属于扶正范畴。

问：能否简述扶正培本治则的源流？

答：关于扶正培本治则的运用，起初是来源于诸如张仲景"无犯胃气"、张元素"养正积自除"、李中梓"屡攻屡补，以平为期"的经典论述，再到余桂清、段凤舞、张代钊等名家扶正培本的经验，再到一系列基础科学研究对于扶正中药抗癌药理作用的证实，由一个个特殊的经验、病例、实验，逐步升华为对于肿瘤一般的、共性的治疗原则。

案 24 宽胸散结、益气滋阴法合化疗、靶向疗法治疗左肺腺癌术后案

刘某，女性，70 岁，2013 年 8 月 8 日初诊。

主诉：左肺上叶中分化腺癌术后 1 年余。

现病史：患者查胸部 CT 示：左上肺结节。CEA 升高，于 2012 年 7 月 17 日就诊于北京医院。行胸腔镜下左肺上叶切除 + 区域淋巴结清扫术。术后病理示：左上肺中低分化腺癌，淋巴结未见转移癌。*EGFR* 基因检测：19 号外显子突变。术后化疗 4 个周期。2013 年 7 月口服靶向药物厄洛替尼（特罗凯）治疗，2013 年 7 月 17 日查 PET – CT 示：纵隔淋巴结转移可能。现为求进一步中医配合治疗来诊。

刻下症：口中无味，口干，咳嗽无痰，眠可，二便调。舌略暗有齿痕，苔薄，脉细。

既往史：高血压病史 5 年，糖尿病病史 15 年。

辅助检查：肿瘤标志物术前 CEA 22μg/L；术后 CEA 8μg/L；2013 年 1 月 31 日 CEA 19.48μg/L；2013 年 3 月 15 日 CEA 17.9μg/L；2013 年 5 月 7 日 CEA 30.35μg/L；2013 年 7 月 2 日 CEA 35.4μg/L。

诊断：左肺腺癌术后，化疗后，靶向药物治疗中。

辨证立法：宽胸散结、益气滋阴。

处方：

沙 参 10g	桔 梗 9g	麦 冬 10g	杏 仁 9g
全瓜蒌 15g	薤 白 10g	姜半夏 9g	陈 皮 10g
炒三仙各 10g	龙 葵 20g	半枝莲 20g	土茯苓 20g
生薏苡仁 20g	黄 芪 30g	白 术 15g	山 药 15g
太子参 15g	五味子 10g	甘 草 6g	

配服益肺清化膏，15g/次，3 次/天；西黄解毒胶囊 2 粒/次，3 次/

日，交替服用。

复诊与转归： 患者服用此方配合厄洛替尼（特罗凯）靶向治疗，服药3个月余，查CEA等正常。自诉有皮疹，考虑厄洛替尼（特罗凯）不良反应所致。故改服吉非替尼（易瑞沙），且为防止出现耐药，在前方基础上去麦冬、杏仁、龙葵、半枝莲，加上僵蚕15g通络散结，金荞麦20g清热解毒，山萸肉15g滋补肾阴，肉桂5g以助化阴、温阳通络。

4个月后，复查胸部CT，腹部B超，查CEA，血常规，肝肾功能均正常。后以益气滋阴、清热解毒为法以巩固疗效，具体方药如下：沙参10g，桔梗9g，白芍12g，玄参10g，龙葵15g，白花蛇舌草15g，土茯苓20g，莪术9g，射干10g，五味子10g，百部10g，百合10g，黄芪30g，太子参15g，生白术15g，山药15g，枳壳10g，枸杞子15g，女贞子15g，甘草6g。

截至最后一次复查（2014年4月2日），患者生存期已近2年。

分析与体会： 本案患者左肺腺癌术后，化疗后，靶向药物治疗中，结合症状考虑肺脾气阴两虚，痰浊热毒内蕴，故以生脉散配伍沙参益气滋阴润肺。桔梗、杏仁宣肺止咳化痰，全瓜蒌、薤白、姜半夏豁痰下气、宽胸散结，龙葵、半枝莲、土茯苓、生薏苡仁利湿解毒、清热散结，黄芪、白术、山药、太子参益气健脾，佐以陈皮、炒三仙理气和胃、消食助运，甘草调和诸药。配合益肺清化膏、西黄解毒胶囊益肺化痰、解毒抗癌。复诊调整抗癌解毒药物，并配合山萸肉、肉桂阴阳双补、益肾培元。前后调治2年余，患者病情稳定。

──── 师徒问对录 ────

问：如何认识肺癌发病中正气内虚的因素？

答：《景岳全书·积聚》云："凡脾肾不足及虚弱失调之人，多有积聚之病。"正气内虚、脏腑经络失和是肿瘤发病的内因与基础，或感受邪毒，或情志抑郁，饮食劳倦，或他病转归则均为外因或诱发因素，正虚感邪、正邪斗争而正不胜邪的情况下，邪气踞之，逐渐发展为癥瘕积聚。肿瘤的形成、演变、转归与正气的强弱密切相关。

问：您研制了一系列防治肺癌的成药，能否简要介绍？

答：治疗晚期肺癌的国家Ⅲ类新药"益肺清化膏"（主要组成药物有黄芪、党参、北沙参、炒杏仁、桔梗、败酱草、白花蛇舌草等）、"益肺清化颗粒"、院内制剂"肺瘤平膏"及"肺瘤平固体制剂"等系列制剂都是临床治疗肺癌常用成药，其中通过国家"七五"攻关、"八五"攻关大量的临床与基础研究证实益气养阴、清热解毒之剂（"肺瘤平"系列）具有调节细胞免疫及体液免疫的功能，可增强巨噬细胞吞噬功能，并可通过调节抗坏血酸自由基，提高超氧化物歧化酶（SOD）活性，清除自由基，发挥抗肿瘤、抗转移作用。

问：您常常用中成药交替服用是如何考虑的？

答：在患者久服中药汤剂的同时，配合中成药治疗，二者相得益彰，对控制肿瘤进展具有较好疗效。我认为同一种中成药制剂不宜服用时间太长，否则会产生耐受性，应该选用作用相近的中成药或扶正中成药与祛邪中成药搭配交替服用。

案 25 益气养阴、健脾益肾法治疗肺癌术后维持治疗案

谷某，女性，59 岁，2008 年 3 月 13 日初诊。

主诉：右肺上叶癌切除术后 9 个月余。

现病史：2007 年 6 月在北京医院行右肺上叶癌切除术，术后病理示：中分化腺癌，部分肺泡癌，浸润胸膜。淋巴结转移（0/15），肿物大小约 3cm×2cm，未行放、化疗治疗。现为求中医配合治疗来诊。

刻下症：咳嗽，痰少，气短，乏力，纳眠可，二便调，舌淡红苔薄，脉略弦。

辅助检查：肿瘤标志物 CEA 1.54μg/L，CA125 16.39μg/L，CA242 等均正常。

诊断：右肺上叶中分化腺癌术后。

辨证立法：益气养阴、健脾益肾。

处方：

沙　参 10g	麦　冬 10g	桔　梗 9g	生　地 10g
土茯苓 15g	莪　术 9g	白　英 15g	仙鹤草 15g
黄　芪 30g	太子参 15g	白　术 10g	女贞子 15g
益智仁 15g	炒三仙各 10g	陈　皮 10g	升　麻 6g
甘　草 6g			

复诊与转归：患者服用此方 1 个月余，复诊诉不适症状较前稍缓解，为防止中药出现耐药现象及应对病情变化，去首方莪术、白英、仙鹤草、升麻，加白花蛇舌草 15g、草河车 10g、枸杞子 15g、五味子 10g。

服药数月余，患者复查肿瘤标志物，血常规，肝肾功能及胸部 CT 等均无异常。2013 年 9 月 12 日，患者复查未诉不适，更方以益气健脾、行气散结为法巩固疗效，具体方药如下：沙参 10g，桔梗 9g，龙葵 15g，

土茯苓20g，生薏苡仁20g，陈皮10g，炒三仙各10g，枸杞子15g，生白术15g，生黄芪30g，太子参15g，女贞子15g，石斛10g，甘草6g，莪术9g，柴胡12g，郁金10g，乌药15g。

截至最后一次复查是2014年3月5日，患者生存期已达6年。

分析与体会：本案患者右上肺腺癌切除术后，未行放、化疗，其气短、乏力当从气虚认识，咳嗽、痰少、憋气当从肺气郁闭认识，治疗中当时时注重扶正以预防复发、转移。故以补中益气汤化裁健脾益气、升清降浊，沙参、麦冬养阴润肺，桔梗宣肺止咳，土茯苓、莪术、白英、仙鹤草清热解毒、抗癌散结，女贞子、生地滋阴补肾，益智仁温助肾阳，其中女贞子、益智仁亦有较为明确的抗肿瘤作用。复诊疗效较为理想，故处方主要从调整抗癌解毒药物进行调整，后期以柴胡、郁金、乌药理气行郁，一方面气行则血行，另一方面预防补药壅塞。

师徒问对录

问："扶正培本"治则是否应该贯穿肿瘤治疗始终？

答：我认为"扶正培本"治则应贯穿于恶性肿瘤防治的始终，应占主导地位。《黄帝内经》所云"生之本，本于阴阳"，以及"谨守病机，各司其属"等论述实际上都是要求我们治病求本，从肿瘤发病角度讲本于"正气内虚"，从肿瘤发展角度讲本于"正虚邪实"。

问：此案您为何选用补中益气汤？

答：我在扶正培本需要益气健脾的时候经常运用生黄芪、太子参、白术、茯苓、山药、枳壳、益智仁等，本身就蕴含四君子汤、补中益气汤、参苓白术散等方义，补中益气汤偏于健脾益气升清，参苓白术散偏于健脾渗利，本案运用补中益气汤主要考虑术后元气耗伤，症见乏力、气短，另外咳嗽、憋气一方面存在肺气郁闭，另一方面存在清阳不升，故以该方益气健脾、升举清阳。

案 26　健脾补肾、通络散结法配合化疗治疗肺腺癌术后案

程某，男性，43 岁，2011 年 4 月 28 日初诊。

主诉： 左肺下叶腺癌术后 10 个月余。

现病史： 患者 2010 年 6 月 11 日于中国人民解放军总医院行左肺下叶切除术，术后病理示：中分化腺癌，肿物大小约 2.2cm × 2.1cm × 1.5cm，淋巴结转移（1/3），$pT_1N_1M_0$，Ⅱa 期。术后辅助化疗 6 个周期，化疗方案为 TP。2010 年 11 月就诊于中国中医科学院广安门医院，开始口服中药治疗。现为求进一步中医治疗来诊。

刻下症： 自诉服用中药后仍存在纳差，腹胀，停药后改善，眠浅易醒，日间精神困乏，大便稀，2 次/天，小便调，舌暗，苔薄白，脉弱。

辅助检查： 2011 年 3 月复查胸部 CT，肿瘤标志物均正常。

诊断： 左肺下叶中分化腺癌，化疗后。

辨证立法： 健脾补肾、通络散结。

处方：

沙　参 10g	桔　梗 9g	土茯苓 20g	生薏苡仁 20g
莪　术 9g	僵　蚕 15g	陈　皮 10g	炒三仙各 10g
白　术 15g	山　药 15g	枳　壳 10g	丹　皮 10g
黄　芪 30g	女贞子 15g	枸杞子 15g	煅牡蛎 15g
甘　草 6g			

复诊与转归： 患者服用此方 5 个月余，未诉不适，为防止出现中药耐药现象，去首方莪术、僵蚕、女贞子、煅牡蛎，加白英 15g、金荞麦 15g、酸枣仁 20g、百合 10g。

2013 年 11 月 22 日，患者复查无殊，未诉不适，为巩固疗效，更方以益气滋阴、敛心安神为法，具体方药如下：沙参 10g，桔梗 9g，土茯

苓 20g，生薏苡仁 20g，僵蚕 15g，陈皮 10g，枳壳 10g，黄芪 30g，煅牡蛎 15g，麦冬 10g，杏仁 9g，金荞麦 20g，姜半夏 9g，茯苓 15g，竹茹 10g，太子参 15g，酸枣仁 15g，甘草 6g。

截至最后一次复查（2014 年 3 月 19 日），生存期达 3 年余。

分析与体会：本案患者右肺下叶中分化腺癌，化疗后，结合症状考虑肺脾气阴不足，内有郁热，上扰心神，故以沙参益肺养阴、桔梗宣肺载药上行，黄芪、白术、山药、枳壳益气健脾助运，枸杞子、女贞子滋补肝肾阴血，生薏苡仁、土茯苓、莪术、僵蚕利湿活血、散结解毒，丹皮清热，牡蛎潜镇，二者配伍以安神，佐以陈皮、炒三仙、甘草理气和胃、助运和中、调和药性。复诊调整抗癌解毒药物，以白英、金荞麦清热解毒利水，酸枣仁、百合养阴血、助睡眠，后又配伍二陈汤以燥湿化痰，生脉散以益气养阴，竹茹一味既能清热化痰以治肺，又能除烦助眠，亦能和胃降逆止呕。前后调治近 3 年，患者病情稳定。

── 师徒问对录 ──

问：能否介绍您辨证运用养阴治法的要点？

答：由于肿瘤晚期消耗，患者普遍存在气阴不足的症状，放疗属于热毒，亦伤阴耗气，均适用养阴之法，症见形体消瘦，口燥咽干，唇焦或裂，渴欲饮水，五心烦热，午后低热，夜寐不安，小便短少，大便干结，舌红少津，苔少或无苔，脉细数无力者亦应以养阴之法治疗。

问：能否介绍您运用养阴法治疗肿瘤的经验？

答：我临床常用麦门冬汤、沙参麦冬汤、百合固金汤、玉液汤、增液汤等加减，常用药物有生地、沙参、麦冬、石斛、玉竹、黄精、玄参、山药、枸杞子、天花粉、熟地、山萸肉、女贞子、知母、鳖甲、五味子等。

案 27　理气和胃、健脾益肾、化痰散结法配合放、化疗治疗右肺腺癌案

董某，男性，75 岁，2011 年 9 月 8 日初诊。

主诉：发现右肺上叶占位 3 个月余。

现病史：2011 年 5 月 25 日患者体检发现右肺上叶占位，遂于北京大学第三医院查胸部 CT，结果示：右肺上叶前段不规则软组织肿块，大小约 2.6cm×2.7cm×2.4cm，左肺上叶磨玻璃影，肺气肿。2011 年 6 月 7 日于北京医院查 PET－CT：右肺上叶肿物，大小约 2.3cm×3.6cm，右肾上腺结节，双肺门淋巴结肿大，肺气肿，胆囊结石。遂于中国医学科学院肿瘤医院查脑 MRI：未发现脑转移。骨扫描示：未见骨转移。后在 CT 引导下行胸部穿刺取病理示：右肺上叶前段腺癌。遂行 GP 方案（用顺铂替代卡铂）化疗 3 个周期。目前正化疗中，现为求进一步中医配合治疗来诊。

刻下症：皮疹，轻微恶心，乏力，余未见异常，舌淡红苔薄，脉缓滑有力。

诊断：右肺上叶腺癌，化疗中。

辨证立法：理气和胃、健脾益肾、化痰散结。

处方：

沙　参 10g	桔　梗 9g	黄　芪 30g	太子参 15g
陈　皮 10g	姜半夏 9g	炒三仙各 10g	土茯苓 20g
生薏苡仁 20g	半枝莲 20g	僵　蚕 15g	白　术 15g
益智仁 20g	白豆蔻 5g	当　归 10g	甘　草 6g
生　姜 3 片	大　枣 5 枚		

复诊与转归：患者服用此方配合化疗，未出现明显的消化道不适、骨髓抑制现象以及化疗后的不良反应，顺利完成化疗。服药 1 年余，右

上肺癌化疗后 1 年，2013 年 3 月 14 日患者复查，未诉不适，胸部 CT 示：右肺上叶肿物变化不明显，现 3.4cm×2.5cm，左肺上叶尖后段磨玻璃影，大小约 1.1cm×0.9cm，余未见异常。以益气健脾、清热解毒为法更方，具体方药如下：沙参 10g，桔梗 9g，黄芪 30g，太子参 15g，陈皮 10g，土茯苓 20g，白术 15g，甘草 6g，半枝莲 20g，龙葵 15g，僵蚕 15g，决明子 10g，山药 15g，枸杞子 15g，法半夏 6g，紫苏梗 10g，炒三仙各 10g，茯苓 15g。

后定期复查，未出现不适。截至最后一次复查，2014 年 6 月 4 日，患者胸部 CT 示：右肺上叶肿物较前缩小，大小约 1.9cm×2.9cm，左肺上叶尖后段磨玻璃影较前增大，约 2.0cm×1.1cm，余未见异常。以清热解毒、健脾益肾为法更方以巩固疗效，具体方药如下：沙参 10g，桔梗 9g，黄芪 30g，太子参 15g，土茯苓 20g，生薏苡仁 20g，金荞麦 20g，苦参 15g，陈皮 10g，炒三仙各 10g，女贞子 15g，枸杞子 10g，白术 15g，山药 15g，枳壳 10g，益智仁 15g，乌药 15g，甘草 6g。患者生存期已近 3 年。

分析与体会：本案患者为右肺上叶腺癌，化疗中，结合症状、舌脉及化疗反应较突出，可知其正虚为本，邪毒为标。带瘤生存当以综合治疗（中医药与化疗结合）、扶正培本为原则，故以沙参润肺养阴，桔梗宣肺上行，黄芪、太子参、白术、当归益气健脾、养血活血，益智仁温脾开胃摄唾、暖肾固精培元，陈皮、半夏、炒三仙、白豆蔻健脾和胃、降逆化痰、助运消导，防治化疗后胃肠道反应，土茯苓、生薏苡仁、半枝莲、僵蚕清热利湿、解毒散结，佐以甘草、生姜、大枣调营卫、和胃气、缓药性。患者长期服药，复查好转。依前法对扶正培本药物和抗癌解毒药物进行调整。前后调治生存期超过 3 年，患者生活质量较高。

—— 师徒问对录 ——

问：能否介绍您以中药配合化疗治疗肺癌的经验？

答：在化疗中有消化功能障碍者，常以香砂六君子汤调和脾胃，食欲不振者辅以砂仁、豆蔻助运开胃；虚弱为主者，常以八珍汤、阿胶、紫河车、黄精、龙眼肉等益气养血、培元固本；骨髓抑制者，常以枸杞子、女贞子、何首乌、山萸肉、菟丝子、旱莲草、五味子、石斛、鸡血藤、紫河车调补肝肾、滋阴养血，常配合健脾益肾冲剂、生血宝颗粒等成药改善症状。化疗药物引起静脉炎者，常以二黄煎加减冷敷，药用黄连、黄柏、虎杖、大黄；肝功能损害者，常以茵陈五苓散配合太子参、五味子、枸杞子、虎杖等清热利湿、扶正护肝；肾功能损害者，常以四君子汤、五苓散配合薏苡仁、枸杞子、车前子、生黄芪、女贞子、桑白皮等健脾补肾利水；心功能异常者，常以生脉散、党参、生黄芪、制附子、山萸肉、丹参、防己等温阳利水、活血化瘀。

案 28 益气扶正、宣肺散结法配合化疗 治疗小细胞肺癌案

宗某，男性，58 岁，2012 年 12 月 21 日初诊。

主诉：发现右肺小细胞肺癌 2 个月。

现病史：患者 2012 年 10 月因咳嗽就诊于淮北市人民医院，查胸部 CT 示：纵隔、右肺门、右肺出现大小不等结节，考虑淋巴瘤可能。2012 年 10 月 23 日行气管镜取病理示：符合小细胞癌。2012 年 10 月至 11 月行顺铂 + 依托泊苷化疗 1 周期。2012 年 11 月于中国医学科学院肿瘤医院复查胸部 CT 示：右上肺前段结节短径 0.8cm，可能为肺癌原发灶，右纵隔多发淋巴结转移，大者短径 2.7cm。目前在该院行顺铂 + 依托泊苷第 2 周期化疗中。

刻下症：偶有干咳，无痰，无咯血，无胸闷，气短，乏力，畏寒，化疗后恶心，纳差，腰酸，眠可，便秘，大便 3 日 1 行，小便可。舌淡红，苔黄，舌上有齿痕，脉弦。

个人史：吸烟史 30 余年，日 1 包；对碘过敏。

辅助检查：2014 年 1 月于淮北矿工总医院复查 PET – CT 示：右肺内散在小结节，左肺下叶小结节，代谢不高，纵隔内淋巴结肿大，代谢增高。

诊断：右肺小细胞肺癌，纵隔淋巴结转移，化疗中。

辨证立法：益气扶正、宣肺散结。

处方：

沙　参 10g	桔　梗 9g	杏　仁 9g	麦　冬 10g
半枝莲 20g	土茯苓 20g	仙鹤草 15g	白花蛇舌草 15g
陈　皮 10g	姜半夏 9g	炒三仙各 10g	黄　芪 30g
太子参 15g	生白术 15g	山　药 15g	当　归 10g

枳　壳 10g　　　肉苁蓉 20g　　　甘　草 6g

复诊与转归：患者服用此方配合放疗，放疗期间未出现明显的放疗后不良反应，中药配合激素退热后未出现明显的不适。后以益气滋阴、健脾益肾为法更方，具体方药如下：沙参 10g，桔梗 9g，太子参 15g，法半夏 9g，土茯苓 20g，生薏苡仁 20g，石斛 10g，黄芪 30g，白术 15g，枸杞子 15g，女贞子 15g，陈皮 10g，炒三仙各 10g，甘草 6g，生姜 3 片，大枣 5 枚，白花蛇舌草 15g，金荞麦 20g，茯苓 15g，乌药 15g。

2014 年 4 月患者复查胸部 CT 示：未见异常。截至最后一次复查（2014 年 6 月 19 日），未诉不适，以益气健脾、宽胸散结为法更方以巩固疗效，具体方药如下：沙参 10g，桔梗 9g，麦冬 10g，杏仁 9g，白花蛇舌草 15g，败酱草 15g，土茯苓 30g，生薏苡仁 20g，全瓜蒌 15g，薤白 20g，法半夏 9g，陈皮 10g，黄芪 30g，太子参 15g，生白术 15g，益智仁 20g。患者生存期已达 1 年余。

分析与体会：本案患者右肺小细胞肺癌，纵隔淋巴结转移，化疗中，临床症状较多，但总归不外肺阴亏耗、脾肾不足、邪毒内蕴。故以沙参、麦冬养阴润肺生津，桔梗、杏仁宣肺化痰、降气止咳，陈皮、半夏理气降逆、调畅中焦气机、预防化学治疗不良反应，当归补血汤养血生新，四君子汤（去茯苓）、化用枳术丸（以枳壳代枳实）配伍山药益气健脾助运，肉苁蓉补肾阳、益精血、润肠通便，白花蛇舌草、半枝莲、土茯苓、仙鹤草清热利湿、抗癌解毒，佐以炒三仙、甘草消食和胃调中。复诊调整抗癌解毒与扶正药物，以姜、草、枣调和营卫、调补脾胃、助运和中、调和药性，乌药温下兼能理气。经前后调治，患者生存期达 1 年余。

———— 师徒问对录 ————

问：请简述您在治疗肿瘤过程中如何运用扶正培本治则。

答：防治恶性肿瘤过程中应当重视"扶正培本"的作用，治疗上应当从脾、肾、胃入手，我以黄芪、太子参益气固本，以白术、茯苓健脾助运，以当归养血，以枸杞子、山萸肉、女贞子等调补肾阴，以益智仁、肉苁蓉、肉桂等温助肾阳，以神曲、麦芽、山楂、陈皮和胃消导，更可防止补益滋腻壅滞碍胃，以上为肿瘤通治之法。再以肺癌为例，在通调气机、和顺升降、清肺化痰的基础上，常以沙参、麦冬为主药，养阴润肺生津，以顺应肺喜润恶燥之生理，配合以上通治之法，则气阴兼顾，培土生金，相得益彰。

问：能否介绍您运用石斛的心得？

答：石斛具有益胃生津、滋阴清热、明目强腰的功效，既是扶正培本的要药，又符合"癌坚之下必有伏阳"的病机，兼有清热之功，对于防治放、化疗后不良反应有较好作用，此外，现代药理学研究证实其还有抗肿瘤作用。

案 29　清热解毒、健脾益肾法配合放、化疗治疗小细胞肺癌伴骨转移案

卢某，男性，72 岁，2012 年 8 月 29 日初诊。

主诉：发现左肺癌半年余。

现病史：患者于 2012 年初出现左肩疼痛，于北京大学人民医院行左肱骨活检，未见明显肿瘤成分。2012 年 1 月 25 日查胸部 CT 示：左肺门肿块，大小约 11.9cm×6.8cm，左肺上叶支气管闭塞，肺气肿。支气管镜活检病理示：小细胞肺癌。于某肿瘤医院化疗 6 个周期，具体方案不详，放疗 27 次，具体剂量不详。疗效评价：CR（完全缓解，所有可见病灶完全消失）。2012 年 7 月 19 日肩关节 MRI：肱骨上段异常信号，转移瘤可能性大？现为求中医配合治疗来诊。

刻下症：乏力，纳差，痰色白质黏难咳出，胸闷，左肱骨刺痛，痛即汗出，便秘，7~8 天一行，质干，舌淡红苔薄，脉弱。

既往史：糖尿病、高血压病史 10 余年。

辅助检查：2012 年 7 月胸部 CT 示：左肺放、化疗后，左上肺纤维化病灶。

诊断：左肺小细胞肺癌，左肱骨骨转移，放、化疗后。

辨证立法：清热解毒、健脾益肾。

处方：

威灵仙 15g	补骨脂 10g	怀牛膝 15g	土茯苓 20g
苦　参 15g	白　英 15g	莪　术 9g	石　斛 15g
徐长卿 15g	延胡索 10g	黄　芪 30g	太子参 15g
生白术 15g	女贞子 15g	肉苁蓉 20g	陈　皮 10g
炒三仙各 10g	益智仁 20g	甘　草 6g	

复诊与转归：患者服用此方，感觉良好，无特殊不适，服药 3 个月

余，为防止中药耐药且据舌脉变化，去首方补骨脂、苦参、徐长卿、延胡索，加沙参10g、桔梗9g、半枝莲20g、枳壳10g。

后定期复查胸部CT、头颅MRI，均未见异常，不适症状均较前缓解。截至最后一次复查（2014年5月21日），患者时有腹胀，为防止出现中药耐药及巩固疗效，以益气健脾、宣肺散结为法更方，具体方药：沙参10g，桔梗9g，黄芪30g，太子参15g，龙葵15g，白英15g，土茯苓20g，生薏苡仁20g，生白术15g，枳壳10g，紫苏梗10g，厚朴10g，山药15g，女贞子15g，乌药15g，茯苓15g，炒三仙各10g，陈皮10g，甘草6g。患者生存期已超过2年余。

分析与体会：本案患者左肺小细胞肺癌，左肱骨骨转移，放、化疗后，考虑正虚为本，肝肾不足，邪聚筋骨，故治疗以黄芪、太子参、白术益气健脾，陈皮健脾助运，石斛益胃养阴清热，女贞子、益智仁、肉苁蓉滋肝肾、温脾肾、益精血，肉苁蓉兼能通便润肠，威灵仙、补骨脂、怀牛膝补肝肾、通经络、强筋骨、化瘀血，土茯苓、苦参、白英、莪术清热解毒、活血解毒抗癌，徐长卿、延胡索清热祛风除湿、活血通络止痛，佐以炒三仙、甘草和胃助运、调和药性。2014年5月复诊因腹胀明显，予以枳壳、紫苏梗、厚朴、乌药、陈皮理气消滞。经前后调治，患者生存期已超过2年。

───── 师徒问对录 ─────

问：以中药治疗癌性疼痛的同时如何合理选择现代医学干预手段？

答：癌症患者自觉症状中，癌痛发生率为最高。对于癌症疼痛的治疗，现代肿瘤治疗里已经形成了专门的疼痛治疗学，形成相对规范的诊疗流程。如对肿瘤相关急症（骨折、脑转移、穿孔等）引起的疼痛，应进行止痛加抗肿瘤治疗。对骨转移引起的疼痛、骨髓受压、脑转移、周围神经浸润等应用放疗有良好效果；淋巴瘤、小细胞肺癌、卵巢癌、骨髓瘤或白血病造成的压迫或浸润神经组织引起的疼痛可应用化疗；对病理性骨折、肠梗阻等应用姑息手术可有一定益处。

问： 能否简要介绍本案初诊处方中补肾药物的运用思路？

答： 益肾固元是扶正培本的主要治疗方法之一，补肾无非从肾气、肾阴、肾阳、精血入手，女贞子着眼于肾阴，益智仁着眼于脾肾之阳，兼能开胃防止化疗胃肠道反应，肉苁蓉着眼于精血，兼能润肠通便，本案患者便秘严重故用之。

案 30 益气养阴、宣肺散结法合放、化疗治疗小细胞肺癌伴淋巴结转移案

刘某，男性，63 岁，2012 年 4 月 19 日初诊。

主诉：确诊左肺小细胞肺癌半年，左锁骨上淋巴结转移术后。

现病史：患者 2011 年 7 月无明显诱因出现咳嗽，无咳痰。2011 年 10 月 13 日就诊于首都医科大学附属北京朝阳医院，查胸部 CT 示：纵隔内，双肺门区及颈部多发融合成团的软组织密度灶，考虑为小细胞癌的可能性大。2011 年 10 月 24 日行左锁骨上淋巴结切除术，术后病理示：（左锁骨上淋巴结）纤维组织中低分化癌浸润，结合形态及免疫表型符合小细胞癌。后行放、化疗治疗，化疗 4 个周期，方案是顺铂单药化疗；放疗 25 次，具体剂量不详。现为求中医配合治疗来诊。

刻下症：未诉特殊不适，纳眠可，二便调，舌淡红苔薄，脉弱。

辅助检查：2011 年 10 月 18 日查肿瘤标志物：NSE 94.64μg/L；2012 年 4 月 9 日：NSE 17.59μg/L。

诊断：左肺小细胞肺癌，左锁骨上淋巴结转移，放、化疗后。

辨证立法：益气养阴、宣肺散结。

处方：

沙 参 10g	桔 梗 9g	麦 冬 10g	杏 仁 9g
土茯苓 20g	莪 术 9g	白 英 15g	白花蛇舌草 15g
生白术 15g	陈 皮 10g	炒三仙各 10g	黄 芪 30g
太子参 20g	枸杞子 20g	女贞子 15g	石 斛 15g
当 归 10g	甘 草 6g		

复诊与转归：患者服用此方，未觉不适，效果良好。服药 3 个月余，为防耐药，用金荞麦 20g、莪术 9g 替代白英，用川芎 10g 替代当归、枸杞子。

后患者复查胸部 CT、血常规、肝肾功能均未见异常。患者后自觉乏力，以益气健脾、清热解毒为法更方，具体方药如下：沙参 10g，桔梗 9g，射干 10g，五味子 10g，陈皮 10g，法半夏 9g，茯苓 15g，炒三仙各 10g，半枝莲 20g，苦参 15g，土茯苓 20g，生薏苡仁 20g，黄芪 30g，太子参 15g，枸杞子 15g，女贞子 15g，当归 10g，白术 15g，芡实 15g，甘草 6g。

患者不适症状缓解，截至最后一次复诊（2014 年 6 月 4 日），生存期已超过 2 年。

分析与体会：本案患者左肺小细胞肺癌，左锁骨上淋巴结转移，经放、化疗后无特殊症状，辨病角度考虑正虚为本，邪实为标，故以沙参、麦冬养阴润肺，桔梗、杏仁宣肺止咳、降气化痰，土茯苓、莪术、白英、白花蛇舌草泄浊解毒、活血消癥、清热抗癌，黄芪、太子参、白术益气健脾，枸杞子、女贞子滋补肝肾，石斛养阴和胃，当归补血养血，佐以陈皮、炒三仙、甘草和中助运、调和药性。复诊调整抗癌解毒药物以防耐药，后又以二陈汤化裁，燥湿健脾散结为法。经前后调治，患者生存期已经超过 2 年，病情稳定，未复发。

—— 师徒问对录 ——

问：请简述您对于肺癌病机的认识。

答：其发病是人体脏腑阴阳失调，正气虚损，或情志不畅等致气机失调，三焦、经络痹阻，营血津液运行敷布失常；外邪侵袭，或烟毒久熏灼伤气阴，痰瘀之邪久踞于肺而成癥积。其核心病机为气阴两伤、痰浊瘀毒阻肺。

问：对于肺癌辨病论治您有何经验？

答：辨病选药常用沙参、麦冬、桔梗、杏仁，益气养阴、宣降肺气、化痰止咳，遇有胸闷喘憋，属痰涎壅盛或痰气郁闭者，则以瓜蒌、半夏、薤白、陈皮宽胸理气、化痰散结；在此基础上，骨转移者，多用威灵仙、补骨脂、牛膝、莪术、骨碎补、续断补肝肾、强筋骨、破瘀滞；有胸腔积液者，多用葶苈子、大枣、椒目、龙葵泻肺平喘、利水解毒；咳嗽痰多者，多用射干、前胡、紫菀化痰止咳；多发淋巴结转移者，多用夏枯草、白花蛇舌草、浙贝母、苦参清热散结。

问：您在临床中还十分重视化痰散结、调畅气机，能否为我们介绍下您的常用药物？

答：通畅气机多用穿山甲、僵蚕、丝瓜络、鸡血藤、全蝎、蜈蚣、桃仁、连翘等通络散结之品，化痰散结多用胆南星、浙贝母、川贝母、旋覆花、竹茹、青礞石、白芥子等，清热解毒抗癌多用白花蛇舌草、半枝莲、金银花、蒲公英、草河车、土茯苓、鱼腥草、金荞麦、山豆根、山慈菇等。

案 31　健脾益肾、宽胸散结法配合化疗
　　　　治疗右肺小细胞肺癌伴有肝转移案

宋某，男性，64 岁，2013 年 4 月 10 日初诊。

主诉：发现右肺上叶小细胞肺癌 1 个月余。

现病史：患者于 2013 年 1 月因反复干咳，偶有痰中带血，就诊于当地医院，查胸部 CT 示：发现右肺上叶肿块，病理示：小细胞肺癌可能性大。化疗 1 次，10 天前结束。2013 年 3 月 28 日查胸腹部增强 CT 示：考虑肝脏转移。现为求中医配合治疗来诊。

刻下症：胸部轻度隐痛，胸闷，干咳，夜间明显，纳眠可，二便调。舌略暗苔薄，脉弦数。

既往史：既往有 2 级高血压，心动过速，糖尿病病史。

诊断：右肺上叶小细胞肺癌，肝转移，化疗后。

辨证立法：健脾益肾、宽胸散结。

处方：

沙　参 10g	麦　冬 10g	桔　梗 9g	杏　仁 9g
全瓜蒌 15g	薤　白 10g	法半夏 9g	陈　皮 10g
太子参 15g	五味子 10g	黄　芪 30g	当　归 10g
生白术 15g	枳　壳 10g	女贞子 15g	枸杞子 15g
益智仁 20g	甘　草 6g		

复诊与转归：患者服用此方 3 个月余，复查胸部 CT：肿瘤明显缩小。后以清热解毒、通络散结止血为法在首方基础上去麦冬、桔梗、杏仁、五味子，加土茯苓清热解毒，生薏苡仁健脾利湿，仙鹤草止血，乌药以开胸解郁、行气止痛。

后复查胸腹部 CT 示：胸廓病灶及肝转移病灶消失。后以健脾益肾、消毒散结为法更方以巩固疗效，具体方药如下：茵陈 15g，夏枯草

15g，土茯苓20g，生薏苡仁20g，八月札15g，陈皮10g，炒三仙各10g，茯苓15g，沙参10g，桔梗9g，太子参15g，麦冬10g，五味子10g，黄芪30g，白术15g，女贞子15g，当归10g，生地12g，甘草6g，生姜3片，大枣5枚。

截至2014年6月4日最后一次复诊，生存期已超过1年。

分析与体会：本案患者右肺上叶小细胞肺癌，肝转移，化疗后，结合患者症状辨为痰浊内蕴胸膈、肺气受遏为标，脾肺肾亏虚为本，故以瓜蒌薤白半夏汤化裁宽胸理气、豁痰散结，陈皮配半夏，取二陈汤之意，理气健脾，燥湿化痰，沙参、麦冬润肺养阴，桔梗、杏仁宣肺化痰止咳，化用生脉散益气养阴，当归补血汤补血益气，枳术丸（以枳壳代原方枳实）健脾助运，女贞子、枸杞子滋补肝肾，益智仁温脾肾、开胃纳，佐以甘草调和药性。复诊加用清热解毒抗癌药物，后以茵陈、夏枯草、土茯苓、八月札清热利湿、解毒散结针对肝转移进行防治，配合姜、草、枣调和营卫、补益脾胃、调和药性。前后调治1年，患者病情稳定，影像学结果理想。

──── 师徒问对录 ────

问：初诊为何没有重点针对肝转移论治？

答：患者呼吸系统症状明显，急则治标，故以宣肺止咳、化痰散结为主，配合扶正培本药物用于防治肝转移，后期加入茵陈、夏枯草、土茯苓、八月札清热利湿、解毒散结标本兼治。

问：初诊生脉散收敛之性是否会影响化痰药物功效的发挥？

答：该病痰浊内蕴胸膈既有标实邪毒聚结的外部因素，也有正虚痰浊运化失常的内在因素，所谓脾为生痰之源，肺为储痰之器，健脾益肺当为治本之法，患者夜间干咳明显、脉数亦有阴虚因素，故以生脉散益气养阴。

案32　清热解毒、通窍散结法合放、化疗治疗小细胞肺癌、副肿瘤综合征案

刘某，男性，51 岁，2012 年 11 月 14 日初诊。

主诉：小细胞肺癌 4 个月，副肿瘤综合征 6 个月。

现病史：患者 2012 年 5 月无明显诱因突发站立、行走失衡，视物旋转，当地医院以"脑缺血"治疗后，效果不佳，症状加重。后于中国人民解放军总医院查 PET－CT 示：右纵隔恶性占位。行支气管镜活检结合免疫组化示：小细胞肺癌，伴副肿瘤综合征。2012 年 8 月至 2012 年 11 月行依托泊苷＋卡铂化疗 5 个周期，疗效：PR。现为求中医配合治疗来诊。

刻下症：站立、行走失衡，复视，构音不清，无头晕，无恶心呕吐，纳眠可，二便调。

辅助检查：腹部 CT：未见转移迹象。脑 MRI：未见转移迹象。

诊断：小细胞肺癌，副肿瘤综合征，肌无力综合征。

辨证立法：清热解毒、通窍散结。

处方：

夏枯草 15g	天　冬 10g	土茯苓 15g	白花蛇舌草 15g
石菖蒲 15g	郁　金 10g	全　蝎 3g	僵　蚕 15g
川　芎 10g	陈　皮 10g	姜半夏 9g	茯　苓 15g
炒三仙各 10g	黄　芪 30g	当　归 10g	太子参 15g
生白术 15g	升　麻 6g	柴　胡 10g	甘　草 6g

复诊与转归：患者服用此方配合放、化疗，未出现明显的消化道不适、骨髓抑制现象以及放、化疗后不良反应。顺利完成 6 个周期化疗和放疗。后更方以白英 15g、半枝莲 20g 替代夏枯草、白花蛇舌草以清热

解毒，以女贞子15g、枸杞子15g替代天冬、升麻以加强补肝肾的作用。

后患者复查胸部 CT 未见明显异常，截至最后一次复查（2014 年 6 月 4 日），更方以健脾益肾、通络开窍为法以巩固疗效，方药具体如下：石菖蒲10g，郁金10g，全蝎3g，僵蚕15g，土茯苓20g，生薏苡仁20g，莪术9g，陈皮10g，法半夏9g，茯苓15g，炒三仙各10g，黄芪30g，太子参15g，柴胡10g，升麻6g，当归10g，川芎10g，山萸肉15g，白花蛇舌草15g，甘草6g。患者生存期已达 1 年余。

分析与体会：本案患者为小细胞肺癌，副肿瘤综合征。结合症状考虑气虚为本，痰浊阻络、蒙蔽清窍为标。故以补中益气汤化裁健脾益气，脾主四肢肌肉，气充则血脉得养；以菖蒲郁金汤、二陈汤化裁豁痰开窍；以全蝎、僵蚕搜风通络、化痰散结，祛经络之风毒；以川芎活血理气、引药上行；以夏枯草、天冬、白花蛇舌草、土茯苓清热解毒、散结抗癌；以炒三仙消食助运。复诊未见明显的消化道不适、骨髓抑制现象以及放、化疗后不良反应，适当增加调补肝肾药物，脾肾同治，扶正培本。前后调治 1 年余，疗效可，患者病情稳定。

——师徒问对录——

问：对于本案出现的副肿瘤综合征中医如何认识？

答：副肿瘤综合征多指由肿瘤产物异常的免疫反应引起内分泌、神经、消化、造血系统，骨关节，肾脏及皮肤等发生病变，本案主要影响中枢神经系统及肌肉，故从肝脾论治，以益气、健脾、搜风、平肝、化痰为主进行治疗。天冬、白花蛇舌草配伍不仅有清热解毒抗癌效果，还能够调节免疫系统功能，更为切合。

问：能否谈谈您如何认识辨病论治？

答：肿瘤疾病非常强调辨病、辨证论治相结合。其总体上归属于中医"积聚""癥瘕"范畴，现代医学中往往以解剖部位和组织病理学诊断为依据进行命名，由于各种肿瘤的病因、病机、证候、病程、病势各有不同，因而被冠以专属的病名，是对于疾病特征和本质的概括，也是归纳推理思维的具体体现。每一个病名实际上是医学上对该具体疾病发生、发展全过程的特点（病因、病机、证候特征）与演变规律（证候演变、转归预后等）所作的病理概括与抽象，是对疾病本质的一种认识，因而对临床诊疗的整体性、有序性具有指导意义。如宋代名医朱肱在《南阳活人书》中说，诊治疾病必须"名定而实辨"。辨病的核心在于辨"病机"，病机既是引起疾病发生发展的关键，也是决定临床证候和表现出一系列临床症状的内在原因。

案33 益气滋阴、扶正抗癌法治疗小细胞肺癌伴颈部淋巴结转移案

张某，男性，63岁，2013年5月8日初诊。

主诉：确诊小细胞肺癌1个月余。

现病史：2013年1月患者就诊于唐山市中医医院，查胸部X线片示：肺占位。后于中国医学科学院肿瘤医院行穿刺活检，病理示：未见肿瘤细胞。后于唐山工人医院查胸部CT，结果示：右肺门可见软组织影，右肺上叶可见片状磨玻璃影，右肺上叶支后段及左肺上叶下舌段可见小结节影。NSE 73.69μg/L；CEA等正常。唐山工人医院行γ-刀治疗，后复查肿物见缩小，因颈部淋巴结肿大，唐山工人医院取颈部淋巴结活检于北京协和医院做病理示：小细胞癌。2013年4月、5月已行化疗2周期，具体化疗方案不详，复查见肿物较前缩小。现为求中医配合治疗来诊。

刻下症：目前患者咳嗽，有痰，难以咳出，乏力，腿软，腹胀纳差，二便调，无胸闷憋气。舌淡红苔薄，脉弱。

既往史：高血压病史。

诊断：小细胞肺癌，颈部淋巴结转移，放、化疗后。

辨证立法：益气滋阴、扶正抗癌。

处方：

沙 参 10g	桔 梗 9g	麦 冬 10g	杏 仁 9g
半枝莲 20g	仙鹤草 20g	土茯苓 20g	生薏苡仁 20g
陈 皮 10g	姜半夏 9g	炒三仙各 10g	黄 芪 30g
太子参 15g	女贞子 15g	枸杞子 15g	当 归 10g
肉 桂 5g	甘 草 6g	生 姜 3片	大 枣 5枚

复诊与转归：患者服用此方，未见不适。服药2个月余，为防止出

现中药耐药，用金荞麦20g、莪术9g替代半枝莲、姜半夏以清热解毒，破血逐瘀通络；用白术15g、益智仁15g以替代当归、肉桂。

2014年3月13日，患者复查示：颈部淋巴结复发。更方以益气健脾、清热解毒为法配合放疗，未出现明显的放、化疗后不良反应，顺利完成放疗。具体方药如下：沙参10g，桔梗9g，黄芪30g，太子参15g，土茯苓20g，生薏苡仁20g，白术15g，山药15g，枳壳10g，益智仁20g，陈皮10g，茯苓15g，炒三仙各10g，女贞子15g，夏枯草15g，天冬12g，白花蛇舌草15g，白英15g，甘草6g。

后复查颈部肿物缩小，截至最后一次复查（2014年7月3日），患者未诉不适，目前生存期已超过1年。

分析与体会： 本案患者小细胞肺癌，颈部淋巴结转移，结合症状及舌脉，考虑气阴两虚、脾肾不足为本，痰浊内阻为标，因配合放、化疗，亦应兼顾扶正、和胃，故以沙参、麦冬润肺养阴，桔梗、杏仁宣肺止咳化痰，半枝莲、仙鹤草、土茯苓、生薏苡仁清热利湿、解毒散结，陈皮、半夏、炒三仙健脾燥湿、和中消食，黄芪、太子参、当归益气健脾、养血生新，女贞子、枸杞子、肉桂阴阳双补、培元固本，佐以甘草、生姜、大枣和气血、和脾胃、和药性。复诊病情稳定，未出现明显放、化疗后不良反应，调整抗癌解毒药物，后因颈部淋巴结复发，调整药物加入白术、山药、枳壳、益智仁健脾助运，二陈汤化痰散结，夏枯草、天冬、白花蛇舌草清热散结抗癌以针对淋巴结转移，复查颈部肿物缩小。经前后调治，患者生存期已超过1年。

━━ 师徒问对录 ━━

问： 对于淋巴结转移您喜欢从痰论治，能否简述您祛湿化痰的用药经验？

答： 祛湿化痰我临床常用二陈汤、温胆汤、半夏白术天麻汤、三仁汤、平胃散、苓桂术甘汤、防己黄芪汤等。常用药物有：生薏苡仁、土茯苓、半夏、猪苓、茯苓、陈皮、泽泻、胆南星、苍术、白术、瓜蒌、天竺黄、桔梗、藿香、砂仁等。

问： 能否简述软坚散结的源流？

答：《素问·至真要大论》曰："坚者削之，结者散之，留者攻之。"所以对肿瘤的治疗，逐渐形成了软坚散结法。凡能使肿块软化、消散的药物称软坚散结药。《素问·脏气法时论》云："心欲软，急食咸以软之。"根据这一理论及临床经验，一般认为味咸之中药能够软化坚块，如硼砂的甘咸苦，牡蛎的咸涩，昆布、海藻的苦咸，海螵蛸的咸涩，海浮石、青黛、地龙的咸寒，五倍子的酸咸等都有软坚作用。

案34 益气滋阴、清热解毒法配合放、化疗治疗小细胞肺癌术后案

任某，女性，53岁，2013年3月14日初诊。

主诉：右肺癌术后半年余。

现病史：2012年9月患者体检时查胸部X线片示"右肺肿物"，遂就诊于德州市中医院。2012年9月23日行手术治疗，具体手术名称不详，术后病理示小细胞癌。术后行化疗6个周期，具体化疗方案及疗效不详，末次于2013年1月结束。2013年3月8日复查胸部CT示：右肺术后改变，可见少许条索样高密度影。现为求进一步中医配合治疗来诊。

刻下症：偶有咳嗽，伴少量黄痰，气短，乏力，手术创口不适感，纳眠可，二便调，舌淡红苔薄，脉滑略弦。

既往史：糖尿病病史7年，高血压病史1年。

辅助检查：葡萄糖（GLU）10.92mmol/L，余未见明显异常。

诊断：右肺小细胞肺癌术后，化疗后。

辨证立法：益气滋阴、清热解毒。

处方：

沙 参10g	桔 梗9g	麦 冬10g	杏 仁9g
半枝莲20g	土茯苓20g	生薏苡仁20g	白花蛇舌草15g
陈 皮10g	炒三仙各10g	黄 芪30g	太子参15g
白 术15g	女贞子15g	枸杞子15g	山萸肉15g
甘 草6g			

复诊与转归：患者服用此方配合放疗，有效地减轻了放疗后不良反应，顺利完成放疗，放疗后患者不适症状明显改善。服药3个月余，为防止出现中药耐药现象及进一步减轻放疗后不良反应，去首方半枝莲、

杏仁、白花蛇舌草及女贞子，加上五味子10g益气敛阴，柴胡、白芍各12g，枳壳10g以疏肝理气，紫草10g、龙葵15g以清热解毒，丹皮6g以清热凉血。

其后患者复查未诉不适，查胸部CT未见异常，后以益气健脾、清热化痰、止咳利咽为法，具体方药如下：沙参10g，桔梗9g，黄芪30g，太子参15g，土茯苓20g，生薏苡仁20g，陈皮10g，茯苓15g，射干10g，五味子10g，白术15g，乌药15g，郁金10g，甘草6g，百部10g，百合10g，虎杖15g，龙葵15g。

截至最后一次复查（2014年5月14日），患者诉无不适，恢复良好，患者生存期已有1年余。

分析与体会：本案患者右肺小细胞肺癌术后、化疗后，结合舌脉考虑气阴两虚为本、邪毒内炽为标，术后、化疗后正气耗伤、胃气不和亦需虑及。故以沙参、麦冬润肺养阴，桔梗、杏仁宣降肺气、化痰止咳，半枝莲、土茯苓、生薏苡仁、白花蛇舌草清热利湿、解毒抗癌，黄芪、太子参、白术健脾益气，女贞子、枸杞子、山萸肉滋补肾阴，佐以陈皮、炒三仙、甘草消食和胃调中。复诊结合放疗后病机变化，以生脉散益气养阴，四逆散理气解郁，紫草、龙葵、丹皮清热凉血解毒，针对毒热伤阴耗气，防治放疗并发症，后以益气健脾、清热化痰、止咳利咽善后。前后调治1年余，患者症状改善，病情稳定。

师徒问对录

问：典型的肺癌放疗不良反应如何防治？

答：肺癌患者放疗中出现发热、口腔溃疡、局部充血水肿甚至糜烂疼痛者，常以银花、连翘、山豆根、射干、板蓝根、蒲公英、黄连清热解毒；咽干疼痛、口干舌燥、大便干燥、小便黄者，属于热毒伤阴，常以生地、玄参、麦冬、石斛、天花粉、芦根等滋阴解毒。

问：能否简介一下肺癌对症治疗的经验？

答：以肺癌为例，如咳嗽、咳痰较重者，可加前胡、射干药对止咳化痰；咳痰带血者，可加仙鹤草、生地炭、侧柏炭收敛止血；大便干结者，加生地、生白术、肉苁蓉润肠通便；伴有胸腔积液者加龙葵、花椒目、葶苈子以利水渗湿；伴有脑转移者，多加用石菖蒲、郁金药对引经直达病所；骨转移患者多伴有疼痛，加延胡索、柴胡药对以理气止痛；发热患者加柴胡、黄芩、丹皮、地骨皮、青蒿、知母以清解邪热；放疗后患者多见毒瘀互结，常加用鸡血藤、赤芍药对以解毒活血等。

案 35 益气健脾、宣肺化痰散结法合 化疗治疗小细胞肺癌案

刘某，女性，63 岁，2012 年 11 月 8 日初诊。

主诉：发现小细胞肺癌 1 周。

现病史：患者 2012 年 10 月因咳嗽有白痰就诊于当地医院，查胸部 CT 示：①左肺上叶中心型肺癌，伴远端阻塞性改变，包绕侵犯左肺动脉干；②肝囊肿，左肾囊肿。2012 年 10 月 30 日就诊于厦门市中医院，查支气管镜取病理示：小细胞肺癌。并在中国医学科学院肿瘤医院行依托泊苷（足叶乙苷）＋顺铂化疗 1 周期。现为求中医配合治疗来诊。

刻下症：咳嗽，乏力，纳可，体重略减，眠差，二便调，舌淡红苔薄，脉弱。

诊断：左肺上叶小细胞肺癌，化疗中。

辨证立法：益气健脾、宣肺化痰散结。

处方：

沙 参 10g	桔 梗 9g	射 干 10g	前 胡 10g
土茯苓 20g	半枝莲 20g	仙鹤草 15g	白花蛇舌草 15g
陈 皮 10g	姜半夏 9g	炒三仙各 10g	黄 芪 30g
太子参 15g	白 术 15g	山 药 15g	当 归 10g
女贞子 15g	枸杞子 15g	甘 草 6g	生 姜 3 片
大 枣 5 枚			

复诊与转归：患者服用此方配合放、化疗，未出现明显的消化道不适、骨髓抑制现象和放、化疗后不良反应，唯时有失眠，顺利完成放疗和 2 周期化疗。服药 2 个月余，为防止出现中药耐药及适应病情变化，去首方前胡、白花蛇舌草、半枝莲、仙鹤草，加上生薏苡仁 20g 利湿、僵蚕 15g 通络、白英 15g 清热解毒、酸枣仁 15g 安神。

2013 年 2 月 18 日复查胸部 CT 示：左肺上叶原发灶基本消失。2013 年 11 月 20 日复查 CEA、NSE 等肿瘤标志物均正常，以健脾益肾、清热解毒散结为法更方以巩固疗效，具体方药如下：沙参 10g，桔梗 9g，射干 10g，五味子 10g，土茯苓 20g，生薏苡仁 20g，龙葵 15g，莪术 9g，陈皮 10g，茯苓 15g，炒三仙各 10g，黄芪 30g，太子参 15g，白术 15g，山药 15g，山萸肉 15g，乌药 15g，枸杞子 15g，甘草 6g。

截至最后一次复查（2014 年 3 月 19 日），患者生存期已达 1 年余。

分析与体会： 本案患者为老年女性，左肺上叶小细胞肺癌，化疗中，病程短，病位在肺、脾、肾，气阴两虚为本，痰浊、热毒为标，故以沙参养阴润肺，六君子汤加减益气健脾、和胃降逆，当归补血汤补气养血生新，桔梗、射干、前胡宣肺止咳化痰，土茯苓、白花蛇舌草、半枝莲、仙鹤草清热解毒、散结抗癌，山药、女贞子、枸杞子调补肝肾，佐以炒三仙、甘草、生姜、大枣消导助运、调胃和中、缓和药性。复诊疗效理想，调整抗癌解毒药物，并以酸枣仁安神助眠。后复查影像，患者原发灶基本消失，经前后调治生存期超过 1 年，病情稳定。

—— 师徒问对录 ——

问： 请简述您运用六君子汤合并化疗治疗肺癌患者的经验。

答： 化疗最多见的不良反应就是消化道反应，表现为恶心、呕吐、腹泻、纳差等。一方面，消化道反应引起的剧烈呕吐和腹泻通常导致大量体液的丢失，从中医的角度分析，即为伤津液的一个过程；另一方面，化疗药损伤了脾胃，脾失运化，胃失和降。脾胃为后天之本，为气血生化之源，胃不受纳，脾不健运，导致津液无法上承，进一步加重伤津液的程度。从肿瘤本身来讲，肿瘤是癌毒与正气相互斗争的产物，肿瘤产生之时往往已出现正气的消耗和癌毒的积聚。其中癌毒以热毒为多，故所产生的正气亏虚多表现为气虚、阴虚、气阴两虚。因此，在化疗过程中往往伴有津液丢失，治疗上需要在辨证论治的基础上，兼顾津液的治疗。临床多以香砂六君子汤为主方，健脾益气、和胃降逆为主，脾胃健、气机顺则津液自生。

问：对于年迈患者化疗后极度虚弱您有何治疗建议？

答：部分患者在大剂量的化疗后，还可出现身体极度虚弱、精神萎靡、动则虚汗等症状，中医辨证属阳虚汗出。"阳加于阴谓之汗"，阳虚不能固汗，故应固阳止汗，阳中求阴。可选用桂枝加附子汤，方中以附子温运一身之阳气，助桂枝以温阳，固卫阳以止汗，使阳气得生，邪气得祛，津液得复而诸证自愈。

案 36 健脾益肾、通络散结法治疗肺癌伴骨转移、纵隔淋巴结转移案

李某，女性，54 岁，2013 年 8 月 14 日初诊。

主诉： 发现右肺占位 3 个月余。

现病史： 2013 年 3 月患者无明显诱因出现左肋部、背部疼痛，遂就诊于美国 Pacific Medical，查胸部 CT 示：右肺占位，大小约 2.5cm × 1.5cm。2013 年 6 月 20 日起行卡铂 + 吉西他滨（健择）化疗 5 次。2013 年 8 月 6 日复查胸部 CT 示右肺占位变小，大小约 1.9cm × 1.4cm，纵隔淋巴结变小。骨 MRI：第 3、第 10、第 11 胸椎椎体及双侧第 10 肋骨代谢活跃，考虑转移。现为求进一步中医配合治疗来诊。

刻下症： 腰腹部不适，心悸，纳一般，眠差，二便调。舌淡红苔薄，脉右滑左弱。

辅助检查： 血常规 WBC 4.2×10^9/L，HGB 100g/L（10g/dl）。生化 ALT 101U/L，AST 38U/L。查肿瘤标志物，2013 年 6 月 12 日 CEA 13.4μg/L，2013 年 8 月 17 日 CEA 71.0μg/L。

诊断： 右肺占位，纵隔淋巴结转移，骨转移，化疗后。

辨证立法： 健脾益肾、通络散结。

处方：

威灵仙 15g	补骨脂 10g	怀牛膝 10g	骨碎补 10g
沙 参 10g	桔 梗 9g	黄 芪 30g	太子参 15g
土茯苓 20g	生薏苡仁 20g	金荞麦 20g	龙 葵 15g
陈 皮 10g	姜半夏 9g	茯 苓 15g	炒三仙各 10g
白 术 15g	益智仁 20g	山 药 15g	甘 草 6g

复诊与转归： 患者服用此方配合放疗，未出现明显的放疗后不良反应，顺利完成放疗。服药 1 个月余，为防止出现耐药，去首方补骨脂、

金荞麦、龙葵、姜半夏，加鸡血藤15g活血通络、藤梨根15g清热解毒、莪术9g破血祛瘀、女贞子15g补益肝肾。

后以益气健脾、清热散结为法，配合靶向药物厄洛替尼（特罗凯）治疗，效果可，具体方药如下：威灵仙15g，补骨脂10g，川断10g，骨碎补10g，沙参10g，桔梗9g，黄芪30g，太子参15g，僵蚕15g，金荞麦20g，夏枯草15g，乌药15g，土茯苓20g，生薏苡仁20g，陈皮10g，炒三仙各10g，白术15g，枸杞子15g，枳壳10g，益智仁20g，甘草6g。

截至最后一次复查（2014年5月7日），患者生存期已超过2年。

分析与体会：本案患者为中年女性，右肺占位，纵隔淋巴结转移，骨转移，化疗后，后又进行放疗、靶向治疗。结合症状考虑脾肾亏虚为本，癌毒内炽为标，故以威灵仙、补骨脂、怀牛膝、骨碎补通经络、化瘀结、补肝肾、强筋骨，针对骨转移及腰部不适治疗，沙参益肺养阴，桔梗宣肺止咳，六君子汤健脾和胃、降逆化痰，黄芪、山药、益智仁益气健脾补肾、扶正培本，土茯苓、生薏苡仁、金荞麦、龙葵清热利湿、抗癌解毒，佐以炒三仙、甘草和胃消导、缓和药性。复诊以藤药通络，莪术破血消癥，藤梨根抗癌解毒，后以金荞麦、夏枯草清热抗癌，乌药、枳壳理气散结为化裁，配合靶向药物治疗。经前后调治，患者生存期超过2年，病情稳定。

━━ 师徒问对录 ━━

问：能否简述您对于肺癌辨证论治的经验？

答：对于肺癌辨证论治，根据临床经验将其常见分型总结为肺脾气虚证、肺阴虚证、气滞血瘀证、痰湿内阻证和气阴两虚证五个证型。

（1）肺脾气虚证。

主症：神疲乏力，气短，纳呆，易汗出，眠浅，大便正常或便微溏，小便调。舌质淡红或淡白，舌体微胖或边有齿痕，苔白，脉细或细数。

分析：此症多见于素体脾虚，土不生金，肺气亦伤，因此，肺脾之气俱虚。肺气虚则气短、易汗出，脾气虚则纳食不香或伴眠浅，大便微溏；疲倦、舌质淡白、苔白、脉细亦为气虚之象。

治法：脾为后天之本，脾气虚则生化乏源，治以培土生金，益气健脾补肺。

方药：四君子汤合桔梗汤加减。药用生黄芪30g，党参15g，白术15g，茯苓15g，清半夏9g，陈皮9g，桔梗10g，生薏苡仁30g，草河车10g。

（2）肺阴虚证。

主症：咳嗽，无痰或少痰或痰黏难咳，口干、口渴，纳可，心烦少寐，大便干，小便调。舌体瘦小，舌质偏红，苔少而干，脉细数。

分析：久咳耗伤肺之阴液，则见无痰或少痰，肺与大肠相表里，肺阴亏虚则肠液亦伤，见大便干结。舌体小，苔少、干，脉细数均为阴伤之征。

治法：金水相生，治以滋阴润肺。

方药：麦味地黄汤合二母宁嗽丸加减。药用麦冬10g，生地10g，牡丹皮10g，山萸肉10g，五味子6g，知母10g，浙贝母10g，全瓜蒌15g，夏枯草15g，白英15g，白花蛇舌草15g。

（3）气滞血瘀证。

主症：咳嗽，痰量适中，胸闷气短，胸痛，痛有定处，胁肋胀闷，纳差，食后腹胀，口唇紫暗。舌质紫暗，或有瘀斑，脉弦或涩。

分析：邪气久踞则致气机郁滞，气机不畅则营血瘀滞，不通则痛，可见胸痛、痛有定处，胁肋胀痛。舌质紫暗、瘀斑，脉弦或涩均为血瘀之象。

治法：行气活血，化瘀解毒。

方药：桃红四物合银花甘草汤加减。药用当归10g，赤芍10g，仙鹤草15g，薏苡仁30g，金银花10g，夏枯草15g，龙葵10g，延胡索10g，贝母10g，半枝莲15g，莪术10g。

（4）痰湿内阻证。

主症：咳嗽，痰多，气短胸闷，恶心、纳呆，二便调。舌淡胖，苔白腻，脉滑。

分析：有形之痰阻塞气道，肺气不畅，则见咳嗽，痰多，气短胸闷，痰湿内阻阻遏气机，故见恶心、纳呆。舌脉俱是痰湿内盛之象。

治法：治以化痰利湿散结。

方药：二陈汤合三子养亲汤加减。药用陈皮10g，半夏9g，茯苓10g，白术15g，党参15g，生薏苡仁30g，杏仁9g，瓜蒌15g，黄芩10g，半枝莲15g，白花蛇舌草15g。

（5）气阴两虚证。

主症：咳嗽，痰少或无痰，咳声微弱，神疲乏力，气短喘促，恶风，自汗或盗汗，口干口渴。舌体瘦小，舌质红，苔少，脉细弱。

分析：久病耗伤气阴，气虚则见神疲乏力，气短，阴虚故咳痰稀少，口干口渴，舌脉气阴两虚之征。

治法：治以益气养阴。

方药：沙参麦冬汤加减。药用生黄芪30g，沙参10g，麦冬10g，百合10g，玄参10g，鳖甲15g，地骨皮10g，浙贝10g，杏仁9g，半枝莲15g，白花蛇舌草15g。

案 37 健脾益气养阴、解毒抗癌法治疗食管癌术后，放、化疗后案

邢某，男性，53 岁，2010 年 11 月 24 日初诊。

主诉：食管癌术后 8 个月。

现病史：患者于 2010 年 3 月 1 日在河北医科大学第四医院行食管癌根治术，病理：高－中分化鳞癌，术后放疗 30 次，淋巴转移 3/19，化疗 6 周期，2010 年 10 月 13 日放、化疗结束。查血常规正常，为求中医治疗来诊。

刻下症：乏力，偶咳，无痰，纳眠可，二便可，术后消瘦 5kg 余，舌淡红苔薄，右脉弦细左脉弦。

诊断：食管高－中分化鳞癌术后，放、化疗后。

辨证立法：健脾益气养阴、解毒抗癌。

处方：

急性子 5g	夏枯草 15g	龙　葵 15g	白花蛇舌草 15g
土茯苓 20g	生薏苡仁 20g	白　术 15g	山　药 15g
枳　壳 10g	女贞子 15g	沙　参 10g	枸杞子 15g
黄　芪 30g	太子参 15g	炒三仙各 15g	甘　草 6g

复诊与转归：2011 年 1 月 27 日二诊，服上药后，症状有所缓解，刻下：纳差，乏力，消瘦，大便偶稀溏，脉弦，舌略暗苔薄。处方：夏枯草 15g，土茯苓 20g，生薏苡仁 20g，莪术 9g，白术 15g，山药 15g，枳壳 10g，女贞子 15g，枸杞子 15g，黄芪 30g，太子参 15g，山萸肉 15g，益智仁 20g，肉豆蔻 5g，五味子 6g，补骨脂 10g，甘草 6。配合服用健脾益肾颗粒。

2011 年 4 月 21 日三诊余症皆减，尚有乏力，偶便溏，脉较前有力，舌如前。处方：前方去夏枯草、女贞子、枸杞子、太子参，加生晒参

10g、苦参 15g、陈皮 10g、炒三仙各 10g，配合服用健脾益肾颗粒。

分析与体会：患者中年男性，因"食管癌术后 8 个月"就诊，食管癌是在机体正气不足，特别是在阴伤的基础上发生的，食管属脾胃所主，脾胃气虚，生湿化痰，痰湿交阻于食管，阻碍气血运行，久之化为癌毒，肝经过食管，肝阴不足，失其濡润，亦会导致该病。脾胃气虚，则感乏力；脾虚不能生金，母病及子，肺气宣肃失司，则咳；手术、放疗、化疗大伤人之正气，脾胃本虚，运化失职，导致身体消瘦。舌淡红苔薄、脉细皆提示正气亏虚，弦脉提示尚有邪毒的存在，证属本虚标实，中医辨证为肝脾气阴两虚、癌毒内盛。治宜健脾益气养阴、解毒抗癌，组方多用益气养阴药。药以白术、生薏苡仁、山药、黄芪、太子参、炒三仙以补气健脾燥湿；急性子、夏枯草、龙葵、白花蛇舌草、土茯苓抗癌解毒，由于患者正气尚可，故选用多种抗癌解毒药以期攻邪；女贞子、沙参、枸杞子、山药养阴润燥；枳壳调畅气机，气机运行正常，利于药达病所；甘草调药是为使。诸药合用，共奏健脾益气养阴、解毒抗癌之功。二诊服上药后，出现纳差，偶便溏表现，余症皆减，虑及上方药及本病特点，当属脾肾两虚，火不能暖土，运化失职而致，故用四神丸方加减，益智仁、肉豆蔻、补骨脂、五味子为四神丸原方，用以温命门暖脾土，亦是扶正；白术、黄芪、太子参、山药补脾胃之气，扶正以固后天之本；枸杞子、女贞子、山萸肉、山药滋阴，照顾本病因伤所致的特点；夏枯草、莪术、土茯苓、生薏苡仁抗癌解毒，甘草调和诸药。本方旨在温脾暖肾，对现有症状治疗，同时兼顾祛邪，固本为主辅以解毒，组方严谨，照顾全面。三诊用上方后，症略减但尚存，盖本病病位在食管，进食、药必然受到影响，所以恢复较慢，察其脉较前有力，是正气渐复之象，药既见效，则继守前法。患者便仍偶有稀溏，则减去夏枯草之寒凉，女贞、枸杞之滑润，加陈皮、炒三仙增加健脾益气之功；生晒参易太子参，补气之力益增；酌加苦参解毒。全方守前法而设，补正辅以抗邪，共奏温肾健脾、益气抗邪之功。

问：您如何认知食管癌的病机？

答：通常认为食管癌的病位在食管，属胃气所主，脾与胃互为表里，因此食管癌的正虚主要是脾胃的功能失调，以脾胃气虚为主。其核心病机是脾胃气虚、气滞、痰凝、血瘀结聚。

问：能否简述您辨病论治食管癌的经验？

答：辨病选药常用急性子、夏枯草、拳参、莪术、土茯苓、僵蚕等，消癥散结为主。急性子苦、辛、温，辛温行散、味苦降泄，功善破血消积、软坚散结，是治疗噎膈的良药，夏枯草辛、苦、寒，清热泻火、散结消肿，两药配伍，一寒一热，一气一血，散结消肿力强；再配合拳参、土茯苓清热解毒消肿，僵蚕化痰散结，莪术破血消癥，可谓气、血、痰、湿、瘀兼顾。因噎膈发展迅速，一旦梗塞食管，进食困难，则脾胃气绝，正气随之而溃，故属于针对气滞、痰凝、血瘀急则治标之法；偏于肝气郁结，多配用柴胡、白芍、枳壳疏肝行气散结；由于脾胃虚弱，多配用白术、山药、枳壳、益智仁健脾助运开胃；偏于痰气交阻，多配用木香、豆蔻、陈皮、半夏、紫苏梗理气和胃、化痰散结。化疗期恶心、呕吐明显，多以橘皮竹茹汤降逆止呕、益气清热为法。

案 38　活血化瘀、滋阴润燥佐以抗癌法治疗食管癌案

张某，男性，58 岁，2011 年 5 月初诊。

主诉： 发现食管癌 3 年余。

现病史： 患者 2008 年 2 月出现进食发噎，症状时隐时现，进普食有时需要饮水送下，但并未在意。2 个月以后，自觉进食发噎频繁，伴有胸骨后微痛，疑为食管癌，于同年 5 月在当地医院行食管钡餐造影，发现食管中上段充盈缺损，约 7cm 左右，病变上端食管腔扩张，确诊为食管癌。转郑州某医院进一步检查，食管镜检查，距门齿 25cm 处发现食管壁充血糜烂呈结节状凸凹不平，易出血，刷检找到鳞状癌细胞。于 2008 年 6 月来北京大学肿瘤医院放疗，症状缓解，自认为痊愈，回家未行其他治疗。2011 年 5 月再次出现胸骨后疼痛，口干苦，进食发噎明显，当地医院检查考虑为复发，日渐加重，胸背疼痛，再次来北京治疗。经过多家医院检查，认为不能再行放疗。患者体质差，不能承受化疗，又转门诊治疗。

刻下症： 进食哽噎，只能进半流质，呕吐黏液，胸背烧灼样疼痛，消瘦明显，痛苦表情，大便干，已 1 周未解大便。舌质红有裂纹，苔少剥脱，脉弦数。

诊断： 食管鳞癌，放疗后。

辨证立法： 活血化瘀、滋阴润燥佐以抗癌。

处方：

桃　仁 10g	生　地 12g	当　归 10g	莪　术 15g
白　术 10g	郁　金 10g	丹　参 10g	蜂　房 6g
枸杞子 15g	女贞子 15g	石见穿 15g	半枝莲 15g
火麻仁 15g			

复诊与转归： 二诊。胸背痛未见好转，呕吐黏液较之前好转，大便已解，量少干黑。脉弦细，苔剥，舌红。原方加全瓜蒌30g、急性子15g、炙大黄5g。连服14剂。给予西黄解毒胶囊。

2011年10月20日复诊，诉进食发噎好转，能进软食，胸背疼痛减轻，大便已通，精神好转，体力较前有所增加，脉弦细，苔黄，舌红。患者要求带药回当地治疗。拟方：生黄芪、威灵仙、香橼、夏枯草、蒲公英、紫花地丁各15g，生何首乌、半枝莲、莪术、白花蛇舌草、太子参各10g，服药3个月后症状大有好转。建议继续按原方服药，患者一直带瘤生存，并能操持一般家务。

分析与体会： 食管癌属于传统医学"噎膈"范畴，如《症因脉治·噎膈论》云："伤噎膈之证，饮食之间渐觉难下，或下咽稍急，即噎胸前，如此旬月，日甚一日，渐至每食必噎，只食稀粥、不食干粮。"朴老认为食管癌的病位在食管，属胃气所主，脾与胃互为表里，因此，食管癌的正虚主要是脾胃的功能失调，以脾胃气虚为主。其核心病机是脾胃气虚，气滞、痰凝、血瘀结聚。本案从血瘀论治，桃仁、莪术活血消癥，当归、生地养血活血，配以蜂房、半枝莲、石见穿解毒散结。

───── **师徒问对录** ─────

问： 有学者认为活血化瘀药物促进肿瘤转移，您如何认为？

答： 对于肿瘤血瘀证应用活血化瘀疗法，目前学术界存在争论。多数观点认为，在肿瘤不同阶段适当地使用活血化瘀药，能阻断癌前病变恶化，抑制肿瘤细胞生长、侵袭和转移，增加放、化疗敏感性，减低放、化疗毒副作用，抗耐药等。也有的学者认为活血化瘀药会导致肿瘤局部血瘀证的扩散，促进了肿瘤的转移，同时活血药能改善局部微循环，为肿瘤的生长提供了更丰富的血供，部分活血药还有抑制免疫功能的作用，最终促进肿瘤的发展。当然，也有的学者通过综合研究后提出活血药对肿瘤有抑制和促进的双重作用，并认为肿瘤发生、发展过程中，调控肿瘤微血管生成的血管生成因子和血管生成抑制因子之间质和量的动态关系，以及不同种类活血化瘀药对这两方面因子不同的调控作用是双重作用的根本原因。

问： 能否简述您对于活血化瘀治法的主要用药经验？

答： 我临床常用血府逐瘀汤、复元活血汤、桂枝茯苓丸、大黄䗪虫丸、理冲汤加减。常用药物有当归、赤芍、丹参、川芎、郁金、桃仁、红花、苏木、三棱、莪术、水蛭、虎杖等。

案 39 疏肝和胃、行气化滞法治疗食管癌术后案

牛某，男性，41 岁，2009 年 10 月初诊。

主诉： 食管癌术后 1 个月。

现病史： 患者于 2009 年 9 月因食管癌在北京大学肿瘤医院行切除术，手术时发现癌组织与周围组织粘连，纵隔淋巴结肿大，行手术剥离、姑息切除。病理诊断为食管鳞癌，纵隔及贲门周围有淋巴结转移。术后 1 个月来中国中医科学院广安门医院诊治。

刻下症： 胸闷胁痛，进食不顺，纳食不香，泛酸烧心，口干苦，大便秘结。脉细，苔薄黄，舌质红。

诊断： 食管鳞癌术后，淋巴结转移。

辨证立法： 疏肝和胃、行气化滞。

处方：

柴 胡 10g	赤 芍 10g	白 芍 10g	郁 金 10g
白 术 10g	三 棱 6g	莪 术 10g	威灵仙 15g
天花粉 15g	沉 香 6g	广木香 10g	川 芎 10g
玫瑰花 10g	炒三仙各 10g	陈 皮 10g	

复诊与转归： 二诊。胸闷胁痛减轻，泛酸烧心、口干苦、大便秘结均有所好转。原方加枸杞子 15g、女贞子 15g、太子参 15g、共服 2 周。

三诊。胸痛明显好转，大便调，精神体力恢复较快，唯近日腰膝酸软。根据张景岳"凡治噎膈，大法当以脾肾为主"的理论，改用健脾益肾，佐以抗癌。处方：党参 15g，白术 15g，茯苓 12g，枸杞子 15g，女贞子 15g，桑寄生 15g，生黄芪 30g，莪术 15g，郁金 10g，菟丝子 10g，白花蛇舌草 15g，半枝莲 15g。每日 1 剂，并服西黄解毒胶囊每日 3 次。

半年后复查，未见异常改变，体力恢复良好。带药回当地继续治疗。在此期间，家属多次动员患者放疗或化疗，均被其拒绝。患者一直坚持中药治疗。处方：党参15g，白术12g，土茯苓15g，生薏苡仁15g，枸杞子15g，女贞子15g，天花粉12g，山豆根12g，瓜蒌15g，清半夏10g，生何首乌15g，僵蚕10g，莪术15g，威灵仙15g，白花蛇舌草15g，半枝莲15g，郁金10g。坚持服药，每年检查1次，修改处方。患者服药3年后恢复上班，坚持工作8小时，无特殊不适，自觉体力尚好，仍健在。

分析与体会：本案中年男性，食管鳞癌术后，淋巴结转移，结合症状体征，考虑肝郁气滞、横犯脾胃为主，故治以四逆散化裁疏肝解郁，白术健脾益气，郁金、三棱、莪术、赤芍活血消癥，威灵仙化骨鲠，天花粉清热消肿，沉香、木香、陈皮、川芎、玫瑰花理气活血，佐以炒三仙和胃助运。复诊增强益气、补肾等扶正药物，配合西黄解毒胶囊清热解毒抗癌，后以健脾益肾、消癥散结、清热化痰等药物加减服用，前后调治3年余，明显改善。

师徒问对录

问：能否介绍您防治食管癌的综合用药思路？

答：在临床中所见到的患者以中晚期为多，常见气血双亏、气滞血瘀的证候，故常以益气养血为主，辅以宽胸理气、化瘀解毒。主要药物有：①补气养血用黄芪、党参、白术、当归、鸡血藤、丹参；②宽胸理气用瓜蒌、薤白、陈皮、郁金、延胡索；③化瘀解毒用半枝莲、白花蛇舌草；④辨病治疗用威灵仙、急性子、半夏、胆南星。其中半夏、胆南星、急性子、威灵仙等药，尤为常用。食管以通降为顺，失于通降则病噎膈，故以半夏、胆南星化痰降逆止呕，消痞散结。急性子、威灵仙二者配合常用于临床鱼骨梗喉，治疗食管癌亦有明显的化瘀解毒作用，使噎、梗、痛等症状明显得到改善。

问：请您简述运用祛邪中成药的经验。

答：常用祛邪中成药包括软坚消瘤片、消癌平滴丸、西黄解毒胶囊等，软坚消瘤片由薏苡仁、拳参、北败酱草、夏枯草等组成，健脾益气、解毒散结，用于乳腺增生、乳腺肿瘤、乳腺癌、子宫肌瘤、卵巢肿瘤、神经纤维瘤等常见肿瘤。消癌平滴丸主要成分为通关藤，具抗癌、消炎、平喘之功，临床常用于食管癌、胃癌、肺癌，对大肠癌、宫颈癌、白血病等多种恶性肿瘤，亦有一定疗效，亦可配合放疗、化疗及手术后治疗。西黄解毒胶囊由人工牛黄、人工麝香、西洋参、冬虫夏草等组成，清热解毒、活血散结、消肿止痛，临床常用于胃癌、肠癌、肝癌、乳腺癌、肺癌等常见中晚期恶性肿瘤。三药均适用于配合扶正药物抗癌解毒。

案 40 益气健脾、行气散结法配合化疗治疗乳腺癌术后案

王某，女性，36 岁，2012 年 10 月 11 日初诊。

主诉：左乳腺癌术后 1 个月余。

现病史：患者于 2012 年 8 月因左乳胀痛，就诊于中国中医科学院望京医院，行乳腺 B 超示：左乳低回声结节。2012 年 8 月 28 日在超声引导下行穿刺，病理示：左侧乳腺浸润性导管癌。遂于 2012 年 9 月 5 日于北京大学第三医院行"左乳腺癌改良根治术"，术后病理示：左乳腺癌浸润性导管癌，中分化，淋巴结转移（4/17），人表皮生长因子受体 –2（Her –2）（＋＋～＋＋＋），雌激素受体（ER）（90%＋＋），孕激素受体（PR）（70%＋＋＋）。2012 年 9 月 25 日开始行化疗 1 周期，方案：ACT。消化道反应较明显。现为求中医配合治疗来诊。

刻下症：偶有恶心，易疲劳，纳眠可，二便调，舌淡红有齿痕，脉细弦。

诊断：左乳浸润性导管癌术后，淋巴结转移，化疗中。

辨证立法：益气健脾、行气散结。

处方：

柴 胡 10g	白 芍 12g	枳 壳 10g	郁 金 10g
山慈菇 15g	夏枯草 15g	土茯苓 20g	生薏苡仁 20g
陈 皮 10g	姜半夏 9g	炒三仙各 10g	白 术 15g
黄 芪 30g	太子参 15g	当 归 10g	益智仁 20g
甘 草 6g	生 姜 3 片	大 枣 5 枚	

复诊与转归：患者服用此方配合化疗，出现不同程度的消化道反应和骨髓抑制现象，随着中药的调理，不适症状均逐渐缓解，顺利完成 7 个周期化疗。后以枸橼酸他莫昔芬、曲妥珠单抗配合疏肝行气、健脾益

肾中药治疗，具体方药如下：柴胡12g，白芍12g，枳壳10g，土茯苓20g，生薏苡仁20g，陈皮10g，炒三仙各10g，紫苏梗10g，白术15g，黄芪30g，太子参15g，女贞子15g，益智仁20g，甘草6g，山慈菇15g，夏枯草15g，紫草15g，枸杞子15g。

服药2个月余，为防止出现中药耐药且适应病情变化，在前方基础上去女贞子、紫苏梗，加防风10g预防外感，山萸肉10g益肾，夜交藤15g通络、安神。截至2014年3月26日最后一次复诊，生存期已1年余。

分析与体会：本案青年女性，左乳浸润性导管癌术后，淋巴结转移，化疗中，结合症状考虑肝郁脾虚、痰浊内蕴、胃失和降。故化用四逆散配伍郁金疏肝解郁、理气行滞、活血散结，山慈菇、夏枯草、土茯苓、生薏苡仁清热利湿、解毒散结，陈皮、半夏燥湿化痰、和胃降逆，炒三仙健胃消食，当归补血汤养血活血，黄芪、太子参、白术益气健脾，益智仁温脾肾、开胃纳，佐以甘草、生姜、大枣和脾胃、和气血、和药性，患者消化道反应和骨髓抑制现象明显，用药后逐步改善。后因配合内分泌治疗、靶向治疗，故以夏枯草、紫草加强清热凉血，枸杞子滋补肾阴，余法基本同前。经前后调治，患者生存期超过1年，病情稳定。

——师徒问对录——

问：您如何认识乳腺癌病机？

答：乳腺癌核心病机为正气亏虚，肝、脾、肾脏腑功能失调，瘀血、痰浊、邪毒内结，治疗强调疏肝益肾健脾贯穿始终，其中又以疏肝最为重要。

问：中药如何干预乳腺癌内分泌治疗的不良反应？

答：对于内分泌治疗药物引起的潮热汗出、肝功能异常、白带增多、尿频尿急、子宫内膜增厚等，当从肝肾虚损、冲任不调的病机入手，常选用龙骨、牡蛎、莲子心治疗潮热汗出。

案 41　疏肝理气、清热散结法配合化疗治疗乳腺癌术后案

王某，女性，45 岁，2012 年 8 月 22 日初诊。

主诉： 右乳腺癌术后 2 个月。

现病史： 患者 2 个月前发现右乳肿物，就诊于定州市人民医院，行乳腺肿物切除术，肿物大小约 1.5cm，病理示：浸润性小叶癌，淋巴结转移（6/13），ER（＋＋＋），PR（＋＋＋），术后于当地医院行化疗 2 周期，具体方案不详，化疗期间无明显不适，拟行第 3 周期化疗，现为求中医进一步配合治疗来诊。

刻下症： 咽不利，胃疼，喜凉食，心烦，恶心，脱发，口干口苦，大便干稀不调，纳眠可，体力尚可，舌略暗，脉弱。

诊断： 右乳腺浸润性小叶癌术后，淋巴结转移，化疗中。

辨证立法： 疏肝理气、清热散结、健脾益肾。

处方：

柴　胡 10g	白　芍 12g	枳　壳 10g	郁　金 10g
土茯苓 20g	山慈菇 15g	夏枯草 15g	生薏苡仁 20g
陈　皮 10g	法半夏 9g	炒三仙各 10g	黄　芪 30g
太子参 15g	白　术 15g	益智仁 20g	枸杞子 15g
甘　草 6g			

复诊与转归： 患者服用此方配合化学治疗，出现轻度的消化道不适及骨髓抑制现象，随着服用中药慢慢调理，症状逐渐缓解，汗出较多，顺利完成第 3 周期化疗。为防止出现中药耐药现象及适应病情变化，去首方山慈菇、夏枯草、生薏苡仁、益智仁，加防风 10g、山萸肉 15g、芡实 15g、莪术 9g。

后以行气散结、健脾益肾为法配合枸橼酸他莫昔芬（三苯氧胺）

治疗，具体方药如下：柴胡12g，白芍12g，枳壳10g，紫草15g，夏枯草15g，土茯苓20g，白英15g，莪术9g，陈皮10g，炒三仙各10g，黄芪30g，白术15g，防风10g，女贞子12g，决明子6g，乌药12g，甘草6g。截至最后一次复诊（2014年4月2日），患者未诉不适，复查胸部CT未见异常，患者生存期已超过1年。

分析与体会：本案中年女性，右乳腺浸润性小叶癌术后，淋巴结转移，化疗中，结合症状可知其肝郁、内热征象明显，又因化疗，脾胃不和已现，故治从扶正培本、疏肝解郁、清热散结，佐以和胃为法。化用四逆散配伍郁金疏肝解郁，理气行滞，活血散结，土茯苓、山慈菇、夏枯草、生薏苡仁清热利湿、解毒散结，陈皮、半夏燥湿化痰、和胃降逆，黄芪、太子参、白术、益智仁、枸杞子补益脾肾、益气养阴、扶正培本，佐以炒三仙、甘草和胃助运调中。后因汗出加用玉屏风散益气固表。前后调治1年余，患者病情稳定，症状明显缓解。

—— 师徒问对录 ——

问：能否简述您辨病论治乳腺癌的经验？

答：对于乳腺癌辨病选药常用柴胡、白芍、枳壳、紫草疏肝解郁，四逆散疏肝气、解郁结，紫草一味，功善凉血活血、清热解毒，一方面切中瘀毒病机，另一方面可以对症治疗内分泌治疗药物带来的副作用。对于合并淋巴结转移或气滞血瘀明显者，多配合夏枯草、郁金清热活血散结。

问：本案玉屏风散的运用可否理解为您的个体化治疗理念的体现？

答：各种复杂的因素要求我们在肿瘤治疗中突出个体化治疗思路，实际上中医诊治疾病的理、法、方、药是对个体化治疗的最好诠释，一位乳腺癌术后患者出现自汗恶风，动则尤甚，身体虚弱，面色㿠白，舌淡苔白，脉浮虚软等症状，辨证为表虚卫阳不固（理），治以益气固表止汗（法），以玉屏风散（方）主之，开出黄芪、白术、防风等药物（药）。由于时令、气候、地域、患者个体情况各有不同，根据相应兼有的其他因素，医师开具处方的内容在基于上述理法的基础上会各自不同，从而提高临床疗效，这是中医个体化治疗的基本内容。

案 42　疏肝健脾、散结解毒法治疗乳腺癌术后案

张某，女性，61 岁，2011 年 12 月 15 日初诊。

主诉： 乳腺癌术后 10 个月余。

现病史： 患者 2010 年下半年发现乳腺增生，未予重视。2011 年 1 月出现疼痛，于武汉协和医院检查，确诊为右乳腺癌。2011 年 2 月 16 日在该院行保乳根治术，术后病理示：右乳腺浸润性导管癌。ER（－），PR（－），Her－2（＋＋）。术后化疗 8 个周期，具体化疗方案不详。2011 年 7 月底化疗结束，后放疗 30 次，具体剂量不详。化疗结束后出现高血糖，靠胰岛素控制。现为求中医进一步配合治疗来诊。

刻下症： 乏力，燥热汗出，余无不适，舌淡红，苔薄，脉弱。

辅助检查： 2011 年 10 月 19 日骨扫描未见异常，乳腺 B 超未见异常。

诊断： 右乳腺癌浸润性导管癌术后，放疗后，化疗后。

辨证立法： 疏肝健脾、散结解毒。

处方：

柴　胡 10g	白　芍 12g	枳　壳 10g	紫　草 15g
土茯苓 20g	白　英 15g	生薏苡仁 20g	莪　术 9g
陈　皮 10g	炒三仙各 10g	黄　芪 30g	太子参 15g
白　术 15g	益智仁 20g	女贞子 15g	甘　草 6g

复诊与转归： 患者服药 3 个月余，未诉不适，为防止出现耐药，去首方白英、生薏苡仁、莪术、女贞子，加山慈菇 15g、金荞麦 15g、苦参 15g 以清热解毒，山药 15g 以健脾益肾。

后复查未见异常，以疏肝解郁、益气健脾为法，具体方药如下：柴胡 12g，白芍 12g，僵蚕 15g，夏枯草 15g，陈皮 10g，茯苓 15g，炒三仙各 10g，白术 15g，黄芪 30g，太子参 15g，女贞子 15g，枸杞子 15g，甘

草6g。

截至2014年5月7日最后一次复诊，患者生存期已超过2年。

分析与体会：本案老年女性，右乳腺癌浸润性导管癌术后，放疗后，化疗后，内热证候明显，但仍以正虚为本。故化用四逆散疏肝解郁、理气行滞，紫草凉血解毒清热，土茯苓、白英、生薏苡仁、莪术清热利湿、活血解毒、散结抗癌，黄芪、太子参、白术、益智仁、女贞子补益脾肾、益气养阴、扶正培本，佐以炒三仙、陈皮、甘草和胃助运调中。后为防止出现耐药调整抗癌解毒药物。前后调治2年，患者症状明显好转，病情稳定，生活质量较高。

——师徒问对录——

问：请简述您对于预防乳腺癌术后与放、化疗后并发症的用药经验。

答：对于术后皮瓣坏死，应在辨证基础上加用益气活血、化瘀解毒之品；术后上肢肿胀，常以地龙、当归、川芎等活血通络、化瘀消肿；化疗后恶心呕吐，加用益气和胃、芳香醒脾之品；垂盆草、五味子、虎杖治疗肝功能轻度异常；白果、芡实固涩止带；车前草、金樱子治疗尿频、尿急；夏枯草、海藻、当归、生地治疗子宫内膜增厚等。

问：对于乳腺癌运用紫草您是如何考虑的?

答：主要取紫草清热功效，乳腺癌以肝气郁结为主，郁久化热，紫草功善凉血活血、清热解毒，一方面切中瘀毒病机，另一方面切中郁热病机，此外还可以对症治疗内分泌治疗药物带来的副作用。

案43 和胃止呕、益气养血法合化疗 治疗乳腺癌术后广泛转移案

高某，女性，58岁，2007年3月初诊。

主诉：右乳腺癌术后10年，发现双肺、纵隔淋巴结、肝、骨广泛转移3个月。

现病史：1997年体检时发现右乳腺占位，行右乳腺癌改良根治术，术后病理示：浸润性导管癌，ER（＋），PR（－）。术后曾用枸橼酸他莫昔芬（三苯氧胺）辅助治疗5年，于3个月前复查时发现双肺、纵隔淋巴结、肝、骨广泛转移，建议化疗，为求中医配合治疗来诊。

刻下症：干咳剧烈，声音嘶哑，饮水呛咳，右上腹痛，恶心呕吐，纳食不香，舌淡暗，苔薄白，脉沉细弦。

既往史：过敏性紫癜，预激综合征。

个人史：多种抗生素药物过敏史。

诊断：右乳浸润性导管癌术后，双肺转移，纵隔淋巴结转移，肝转移，骨转移，化疗后。

辨证立法：和胃止呕、益气养血。

处方：

陈　皮 10g	淡竹茹 10g	姜半夏 9g	黄　芪 30g
当　归 9g	鸡血藤 15g	枸杞子 15g	菟丝子 15g
紫　草 10g	旋覆花 10g	代赭石 15g	生　姜 3片
鳖　甲 10g	延胡索 10g	八月札 10g	炒三仙各 10g
大　枣 10枚	川　贝 10g	浙　贝 10g	

复诊与转归：患者服用此方配合化疗，未出现明显的消化道反应及骨髓抑制，顺利进行完了6周期化疗。化疗后患者症状明显改善，复查纵隔淋巴结、肺、肝转移灶肿瘤缩小。后以阿那曲唑配合疏肝益肾、扶

正抗癌中药，具体方药如下：黄芪30g，白术15g，山药15g，山慈菇12g，柴胡9g，鳖甲10g，牡蛎15g，八月札10g，女贞子15g，枸杞子15g，白芍9g，莪术9g，海藻15g，山甲珠12g，炒三仙各10g，桑枝10g，木瓜10g，鸡血藤15g，甘草6g。

服药期间为防耐药，服用1个月后，将山甲珠换为皂角刺、王不留行通络散结，海藻换为昆布软坚散结，女贞子、枸杞子换为仙茅、仙灵脾益肾。截至2016年3月最后一次复诊，生存期已超过9年。

分析与体会：本案右乳浸润性导管癌术后，双肺转移，纵隔淋巴结转移，肝转移，骨转移，化疗后患者，证情复杂，涉及脏腑较多，结合患者正气不足、化疗不良反应明显等，从胃论治，以调畅气机之升降为要，兼顾扶正培本与抗癌解毒。治以陈皮、竹茹、半夏理气和胃、降逆化痰，旋覆花、代赭石降逆和中，鸡血藤通络活血防治骨转移，紫草清热凉血解毒，延胡索理气活血止痛，川贝、浙贝、鳖甲、八月札清热化痰、软坚散结、解毒抗癌，当归补血汤扶助气血，枸杞子、菟丝子调补肝肾，佐以炒三仙、大枣、生姜和气血、和脾胃、和药性。复诊症状改善明显，加强益气健脾，以黄芪、白术、山药扶正，山慈菇、鳖甲、牡蛎、海藻、穿山甲、莪术软坚散结消癥，桑枝、木瓜增强通络之功。虽广泛转移，但经过调治患者生存期已经超过9年。

──── 师徒问对录 ────

问：能否简介您对于乳腺癌常见转移的用药经验？

答：对于肺转移者，常以沙参、麦冬、鱼腥草、前胡、百部等药养阴润肺、化痰止咳；对于肝转移者，常以茵陈、龙葵、八月札、凌霄花、鳖甲、炮山甲等药清利肝胆、活血通络散结；对于骨转移者，常以川断、牛膝、威灵仙、骨碎补、透骨草等补肝肾、强筋骨；对于脑转移，常以石菖蒲、郁金、全虫、僵蚕等药化痰开窍。

问：您对于乳腺癌化疗后胃肠道反应明显者有何用药经验？

答：中医认为化疗药物药性峻烈，损伤人体气血精津，影响脏腑经络功能，对于恶心、呕吐、腹胀、食欲减退、大便不调等，常用香砂六君子汤、香砂养胃丸为主方，药用白术、山药、党参、黄芪、木香、砂仁、白豆蔻、炒三仙、法半夏、陈皮、芡实等健脾益气、和胃降逆之品。

问：您对软坚散结药有何运用经验？

答：对于癥瘕积聚为患，晚期广泛转移，姑息治疗而正气尚足患者，我临床常用消瘰丸、小金丹、犀黄丸等加减。常用药物有夏枯草、僵蚕、山慈菇、海藻、昆布、牡蛎、蛤壳、杏仁、贝母、穿山甲、瓜蒌、天花粉等。另外软坚消瘤片、西黄解毒胶囊等中成药亦可选用。

案 44 健脾和胃、益气养阴法治疗胃癌术后案

郑某，男性，74 岁，2010 年 1 月初诊。

主诉：胃癌术后 2 个月。

现病史：2009 年体检时发现胃占位，2009 年 11 月行胃癌根治术，术后病理示：隆起型高分化腺癌，肿块大小 4cm×3cm×2cm，侵及肌层，小弯淋巴结 0/8，大弯淋巴结 0/2。术后未行化疗，为求中医配合治疗来诊。

既往史：高血压病史。

刻下症：进食不适，无明显腹胀，偶有腹痛，大便 1 次/日，成形，低热 37.2℃，脉沉取无力，舌淡红，苔薄白。

辅助检查：2010 年 1 月查血常规，WBC $5.68×10^9$/L，RBC $3.6×10^{12}$/L，HGB 103g/L，血沉 74mm/h。生化全项中总蛋白 52.6g/L。肿瘤标志物无殊。

诊断：胃高分化腺癌术后。

辨证立法：健脾和胃、益气养阴。

处方：

白　术 15g	山　药 15g	枳　壳 10g	益智仁 15g
土茯苓 15g	生薏苡仁 20g	莪　术 9g	半枝莲 20g
陈　皮 10g	姜半夏 9g	炒三仙各 10g	黄　芪 30g
太子参 15g	沙　参 10g	枸杞子 15g	甘　草 6g

复诊与转归：患者服用此方后进食后腹痛症状较前改善，术后 6 个月复查胃镜：距门齿 45cm，吻合口 12 点至 6 点胃黏膜不规则隆起，中央凹陷。活检病理：慢性炎症伴急性炎症。继予调换部分抗癌解毒、扶正培本药物，术后 9 个月查肠镜、脑 MRI 无殊。术后每 3~6 个月复查

血常规、生化、肿瘤标志物等均未见明显异常。截至 2014 年 5 月最后一次复诊，生存期已超过 4 年。

分析与体会： 本案老年男性，胃高分化腺癌术后，白术、山药、枳壳、益智仁配伍益气健脾、理气和胃、开胃摄唾，陈皮、半夏燥湿化痰、和胃降逆，土茯苓、生薏苡仁、莪术、半枝莲清热利湿、散结抗癌，黄芪、太子参、沙参、枸杞子益气养阴、健脾益肾，佐以炒三仙、甘草和胃助运、调和药性。经前后调治，患者生存期已超过 4 年。

—— 师徒问对录 ——

问： 能否简述您如何认识胃癌病机？

答： 胃癌发病与饮食失节、忧思过度、脾胃损伤有关，其核心病机为脾胃虚损、痰气瘀阻中焦，调理当以顺畅气机升降、脾胃同调为法。

问： 为何治疗胃癌常选用白术、山药、枳壳、益智仁？

答： 白术、山药、枳壳、益智仁健脾和胃、理气消积，白术、山药相伍益气健脾、化湿助运，一补一运，既切中本虚证，促中焦健运，胃纳复常，又能够助水湿运化输布；枳壳下气、行痰、消积，《本草发挥》云枳壳"性寒味苦，气厚味薄，浮升而微降，阴中阳也。其用有四：破心下坚痞一，利胸中气二，化痰三，消食四"。益智仁，温脾肾、开胃纳，《景岳全书》云益智仁"气味辛温。能调诸气，避寒，治客寒犯胃，暖胃和中，去心腹气滞疼痛，理下焦虚寒，温肾气，治遗精余沥梦泄，赤金带浊。及夜多小便者，取二十余枚，研碎，入盐少许，同煎服之，有奇验。此行阳退阴之药，凡脾寒不能进食，及三焦命门阳气衰弱者皆宜之。然其行性多，补性少，必兼补剂用之斯善。若单服多服，未免过于散气"。四药相合益气、温中、健脾、和胃、行气、化痰、消食兼顾，平和之中面面俱到。

案 45　健脾和胃温肾、解毒散结抗癌法治疗胃癌术后辅助化疗 6 周期案

周某，男性，59 岁，2012 年 2 月 16 日初诊。

主诉：胃癌术后 6 个月，化疗 6 周期。

现病史：2011 年 7 月因胃脘疼痛，于当地医院行胃镜检查，取病理组织活检，于中国人民解放军总医院会诊，确诊为胃角溃疡型低分化腺癌。于 2011 年 7 月 24 日在中国人民解放军总医院行胃癌消瘤术，术后病理：胃窦小弯侧溃疡型低分化腺癌，病灶大小 3.5cm × 2.5cm × 0.6cm，$T_{4a}N_3M_0$ Ⅲ c 期。脉管内见癌栓，癌组织侵及胃壁全层及浆膜脂肪组织，淋巴结见转移癌 23/32。术后奥沙利铂联合卡培他滨口服 6 周期，于 2012 年 1 月 9 日结束化疗。现为寻求中医药治疗前来就诊。

刻下症：乏力，纳、眠尚可，大便溏，每日 3～4 次，近半年体重减轻近 20kg，舌淡红，苔薄黄，脉弱。

既往史：肩周炎病史。

辅助检查：2012 年 2 月血常规中 RBC 3.86×10^{12}/L，余无殊。

诊断：胃窦低分化腺癌术后，淋巴结转移，化疗后。

辨证立法：健脾和胃温肾、解毒散结抗癌。

处方：

白　术 15g	山　药 15g	枳　壳 10g	益智仁 20g
土茯苓 20g	生薏苡仁 20g	苦　参 15g	半枝莲 20g
陈　皮 10g	炒三仙各 10g	黄　芪 30g	补骨脂 10g
肉豆蔻 5g	五味子 10g	芡　实 15g	甘　草 6g

复诊与转归：服上方 14 剂后患者便溏较前改善，纳可，无胃痛，无泛酸，肩周炎肩部疼痛，上方去苦参、半枝莲、芡实，加藤梨根 20g、白英 15g、当归 10g 以解毒抗癌、活血止痛。2012 年 5 月 15 日查

肿瘤标志物无殊。2012 年 5 月 17 日于中国人民解放军总医院行 PET –
CT，示：①胃癌术后吻合区未见异常代谢；②右中腹部可疑放射性增高影，CT 未见明显占位性病变，随诊复查。2013 年 1 月 23 日复诊诉体重较前增加 6kg，其后规律服用中药汤剂，以健脾益气和胃为法。至 2014 年 6 月最后一次复诊，患者术后定期复查结果均未见异常，一般情况良好，未诉明显不适。

分析与体会： 本案胃窦低分化腺癌术后，淋巴结转移，化疗后，结合症状考虑脾胃气虚为本，邪毒内蕴为标。故以白术、山药、枳壳、益智仁配伍益气健脾、理气和胃、开胃摄唾，土茯苓、生薏苡仁、苦参、半枝莲清热利湿、解毒散结，黄芪益气，补骨脂、肉豆蔻、五味子、芡实温脾肾、止泻涩肠，佐以陈皮、炒三仙、甘草和中。药后症状改善，体重增加，调整抗癌解毒药物，并配用当归补血汤养气血以图本。前后调治 2 年余，患者病情稳定。

── **师徒问对录** ──

问： 对于放、化疗后胃癌患者您用药有何经验？

答： 胃癌化疗后胃纳差，脾虚气滞者，配伍木香、砂仁、陈皮、半夏，取香砂六君子汤健脾理气和胃之意，或再加豆蔻、砂仁化湿行气、温中止呕、开胃消食。对于腹泻患者既可以健脾，又可温肾涩肠。

问： 本案患者脾肾不足之腹泻仍用清热抗癌药物是否更损气机？

答： 有大队健脾、温肾、和胃药物作为基础，应用抗癌解毒药物即便药性偏寒也不成药弊，且一方面患者有淋巴结转移，另一方面需要预防术后复发，都需要运用清热散结抗癌药物。

案 46 健脾和胃、解毒燥湿法治疗胃癌肝、胰、腹膜后、腹腔内继发转移案

王某，男性，43 岁，2009 年 12 月 4 日初诊。

主诉： 发现胃癌，肝、胰、腹膜后、腹腔内继发转移 4 个月余。

现病史： 2009 年 8 月体检发现肝脏、胰腺、腹膜后及腹腔内多发占位，2009 年 9 月行胃镜检查，活检病理示：胃窦腺癌。后行介入治疗（具体时间不详），肿物缩小（具体大小不详）。预行化学治疗。

既往史： 不详。

刻下症： 偶有心悸，余无明显不适。

辅助检查： 肿瘤标志物：CEA 29.35μg/L，AFP 12.8μg/L，余无殊；血常规无殊。

诊断： 胃窦腺癌，肝、胰、腹膜后、腹腔内转移，介入治疗后。

辨证立法： 健脾和胃、解毒燥湿。

处方：

白 术 15g	山 药 15g	枳 壳 10g	益智仁 20g
土茯苓 20g	半枝莲 20g	生薏苡仁 20g	白花蛇舌草 15g
白 英 10g	陈 皮 10g	茯 苓 15g	炒三仙各 10g
黄 芪 30g	人 参 6g	枸杞子 15g	女贞子 15g
甘 草 6g	生 姜 3片	大 枣 5枚	

复诊与转归： 2010 年 3 月 25 日复诊时，化疗 1 周期结束，体力尚可，纳可，无腹痛、腹胀，大便软。复查结果如下。腹部 CT 示：肝内转移灶大致同前。血常规示：RBC 3.36×10^{12}/L，HGB 108g/L，PLT 18.9×10^9/L，WBC 5.0×10^9/L。生化无殊。肿瘤标志物示：甲胎蛋白（AFP）15.3μg/L，余无殊。后行第 2 次化疗。2010 年 10 月 26 日复查胃镜示：胃窦部痘疮样隆起。活检病理示：慢性浅表性炎。血常规、肝

肾功能、肿瘤标志物无殊。2011 年 3 月 7 日复查 PET－CT，与 2009 年 9 月比较：原胃窦病灶消失；原腹腔内淋巴结肿大基本消失；肝内灶不显示。提示：完全缓解（CR）。无明显不适，调整方药为：白术 15g，山药 15g，枳壳 10g，益智仁 20g，陈皮 10g，炒三仙各 10g，土茯苓 20g，生薏苡仁 20g，黄芪 30g，沙参 10g，枸杞子 15g，甘草 6g，藤梨根 15g，金荞麦 15g，炒杜仲 10g。至 2014 年 2 月最后一次复诊，PET－CT（2014 年 2 月 24 日）示胃窦及腹膜后淋巴结转移肿瘤经治疗后达到代谢性完全缓解。血常规、生化、肿瘤标志物等均无殊。生存期已超过 4 年半。

分析与体会： 本案为胃窦腺癌腹腔广泛转移姑息治疗患者，考虑正气不足、邪毒内炽，人参大补元气，枳术丸（以枳壳代原方枳实）、陈皮理气和中、健脾助运，黄芪、山药、茯苓健脾益气，益智仁温脾肾阳、开胃摄唾，土茯苓、半枝莲、生薏苡仁、白花蛇舌草、白英清热利湿、解毒抗癌，枸杞子、女贞子滋补肝肾，佐以炒三仙和胃消食，甘草、生姜、大枣和胃气、缓药性。前后调治 1 年 3 个月余配合化疗，复查病灶消失，疗效评价 CR，继予扶正培本、抗癌解毒为法。患者生存期超过 4 年半，病情相对稳定。

— 师徒问对录 —

问：对于晚期胃癌辨证您认为要点在哪里？

答：在胃癌发生发展的各个时期，要注意虚实之分，即分清是正虚为主，还是邪实为主。正虚为主，则以补虚扶正为主，如祛邪过度，就会损伤正气；邪实为主，则以祛邪为主，但要有一定的度，所谓"衰其大半而止"，过犹不及。胃癌在中晚期，病机错综复杂，症状变化多端，临床上要辨证细微，处理得当。

问：能否简要介绍您运用人参的经验？

答：人参大补元气、复脉固脱、补脾益肺、生津、安神益智，对于肿瘤晚期、恶病质、多发转移、年迈虚羸者较为适宜，其甘温补气培元力强。参一胶囊主要成分为人参皂苷 Rg3，具有培元固本、补益气血的作用。人参与化疗药物配合使用有助于提高原发性肺癌、肝癌疗效，能改善肿瘤患者气虚症状，增强免疫功能。该药尚可抑制肿瘤血管内皮细胞的增殖生长和新生血管形成。

案 47　健脾和胃、益气养阴法治疗胃癌术后、辅助化疗案

王某，男性，75 岁，2010 年 9 月 30 日初诊。

主诉：胃癌术后半年。

现病史：2008 年 12 月患者出现胃部不适，未予重视。2009 年 2 月胃脘部不适加重，于当地医院行胃镜检查，活检病理示：中分化腺癌。2009 年 3 月 5 日于中国人民解放军总医院行胃癌根治术，术后行 6 周期辅助化疗（5－氟尿嘧啶联合多西他赛），后行 4 周期卡培他滨（希罗达）口服治疗。2010 年 7 月查肿瘤标志物：CEA 11μg/L。拟行下周期卡培他滨（希罗达）治疗，为寻求中药配合治疗前来就诊。

刻下症：乏力，嗜睡，胃脘部偶有不适，纳可，眠可，二便调。舌淡红，苔薄白，右脉略弦，左脉弱。

辅助检查：2010 年 9 月 25 日查肿瘤标志物，CEA 6.8μg/L。

诊断：胃中分化腺癌术后，化疗后。

辨证立法：健脾和胃、益气养阴。

处方：

白　术 15g	山　药 15g	枳　壳 10g	益智仁 20g
土茯苓 15g	生薏苡仁 20g	莪　术 9g	半枝莲 20g
陈　皮 10g	姜半夏 9g	茯　苓 15g	炒三仙各 10g
黄　芪 30g	人　参 10g	沙　参 10g	栀　子 6g
甘　草 6g	生　姜 3片	大　枣 5枚	

复诊与转归：服上方 2 个月后，乏力较前减轻，偶嗜睡，纳可，二便调，舌淡苔薄黄，脉较前有力。复查肿瘤标志物，CEA 4.79μg/L。血常规中 WBC 3.11×10^9/L。胃镜示：残胃吻合口炎。活检病理示：腺体肠化增生。前方去莪术、姜半夏、人参、栀子，加白英 15g、太子参

15g、枸杞子 15g、菟丝子 15g。其后每 3 个月复查血常规、肿瘤标志物均无殊，汤药仍以健脾和胃、益气养阴为法。至 2014 年 3 月最后一次复诊，无明显不适，生存期超过 5 年。

分析与体会：本案胃中分化腺癌术后，化疗后，考虑气阴两虚、脾胃不和、邪毒内蕴，故以人参大补元气、生津补脾，沙参益胃生津，黄芪、白术、山药益气健脾，化用枳术丸消痞化痰，益智仁温补脾肾、开胃摄唾，二陈汤燥湿化痰散结，栀子、土茯苓、生薏苡仁、莪术、半枝莲清热解毒、利水渗湿、抗癌散结，佐以炒三仙、甘草、生姜、大枣消导和胃、调畅气血、缓和药性。复诊相关指标好转，病理无殊，继予调整扶正培本、抗癌解毒药物。经前后调治，患者生存期超过 5 年。

师徒问对录

问：请您简介益智仁的应用经验。

答：益智仁味辛性温，有温脾开胃摄唾、暖肾固精缩尿之功效，主要用于恶性肿瘤属脾肾阳虚者。临床上常将其用于消化系统肿瘤，如胃癌、结肠癌、直肠癌，以取其温脾肾、开胃气之功，亦用于补虚助阳固本，与补肾阴药物配伍，取阳中求阴之意，一般用量 10g。

问：如何从正气内虚角度理解调和脾胃药物的运用？

答：在学习和继承中国中医科学院广安门医院肿瘤科创始人余桂清教授、段凤舞教授、张代钊教授等老一辈肿瘤专家的宝贵经验及学术成果的基础上，我们认为在临床实践中，或者因放、化疗的毒副作用，或者因邪毒痰湿蕴结体内，大部分患者都表现出脾胃功能失调所致的恶心、纳呆、大便时干时溏等症状。一方面，由于脾胃虚弱，不能进食，人体得不到水谷的滋养而正气不足，不能抗拒癌毒，使肺癌出现复发和转移。另一方面，由于脾胃功能虚弱，患者症状明显，失去了对癌症治疗的信心。故在治疗时，往往首选调护脾胃、扶助正气的药物进行治疗。对气虚血瘀的患者，用益气养阴、扶助正气的药物进行治疗，达到了既补气生血，又助气行血的功效，明显改善患者临床症状，提高其机体免疫功能，有利于防止癌瘤的复发和转移，从而延长生存期。

案 48　健脾益气、温中和胃法治疗胃体低分化腺癌案

乔某，女性，53 岁，2011 年 7 月 28 日初诊。

主诉：胃癌术后 2 个月。

现病史：患者因间歇性腹痛，牵涉至背部，于 2011 年 4 月就诊于当地肿瘤医院行胃镜检查，活检病理示：胃体低分化腺癌。2011 年 5 月于中国人民解放军总医院腹腔镜下行全胃切除术，术后病理：胃体大弯溃疡型低分化腺癌（7 组，4 组），淋巴结见转移癌（小弯淋巴结 1/4、大弯淋巴结 2/3）。术后分别于 2011 年 6 月 12 日、7 月 4 日行卡培他滨联合奥沙利铂化疗 2 个周期，将行第 3 周期化疗，其间 6 月曾行生物治疗（具体不详）。

刻下症：畏寒，咽痛，舌麻，肩背疼，纳差，进食后胃脘部不适，失眠，二便调，舌淡红，苔略厚，脉弱。

既往史：子宫肌瘤，卵巢巧克力囊肿。

辅助检查：2011 年 7 月 14 日血常规中 HGB 11.5g/L。

诊断：胃体低分化腺癌术后，淋巴结转移，化疗后。

辨证立法：健脾益气、温中和胃。

处方：

木　香 10g	白豆蔻 15g	陈　皮 10g	姜半夏 9g
半枝莲 20g	白　英 15g	土茯苓 20g	生薏苡仁 20g
白　术 15g	山　药 15g	枳　壳 10g	益智仁 20g
生黄芪 30g	当　归 10g	炒三仙各 10g	甘　草 6g
生　姜 3 片	大　枣 5 枚		

复诊与转归：患者 2011 年 11 月结束 6 周期术后辅助化疗，化疗结束后纳可，无恶心，口干苦，肩背部不适，潮热汗出，二便正常，舌淡

红苔厚，脉弱。复查血常规：WBC $4.08 \times 10^9/L$，RBC $3.11 \times 10^{12}/L$，HGB 10g/L；CA72-4 19.84kU/L，余无殊。汤药调整为白术10g，山药15g，枳壳10g，益智仁20g，土茯苓20g，生薏苡仁20g，仙鹤草15g，半枝莲20g，柴胡10g，白芍12g，紫草10g，炒三仙各10g，生黄芪30g，当归10g，陈皮10g，紫苏梗10g，甘草6g。

2012年7月复查血常规、生化、肿瘤标志物均未见明显异常；B超示可疑"右侧附件肿块"（2.9cm×2.7cm）。其后定期复查B超，肿块较前变化不大。汤药以健脾和胃为法，兼以疏肝解郁散结。2013年12月中国人民解放军总医院复查B超示双侧卵巢囊性肿物，2.0cm×1.6cm×1.4cm符合子宫内膜移位囊肿。

至2014年4月最后一次复诊，未见疾病进展。

分析与体会：本案中年女性，胃体低分化腺癌术后，淋巴结转移，化疗后患者，结合症状考虑脾胃气虚为本，痰浊内蕴、气机升降失司为标，寒热错杂，既有中焦阳虚，又有伏邪在里化热倾向。故以香砂六君子汤化裁，理气和胃、化痰散结，木香、枳壳理气和胃消痞，白豆蔻化湿温中行气，陈皮、半夏燥湿化痰散结，生黄芪、白术、山药健脾益气，益智仁温脾肾、开胃纳，黄芪、当归配伍调养气血，枳壳、白术配伍补中有行，半枝莲、白英、土茯苓、生薏苡仁清热解毒、抗癌散结，佐以炒三仙及甘草、生姜、大枣和胃消食、调和气血、缓和药性。复诊因为口干苦，考虑肝经郁热、阴津不足，故以四逆散理气解郁，前后调治3年，患者病情稳定。

师徒问对录

问：如何理解中医药配合肿瘤化疗的增效作用？

答：在中医药提高化疗的效果方面，中医药配合全身化疗或介入化疗，对肺癌、肝癌有增加缓解率的效果；对胃癌、肠癌、乳腺癌等的术后辅助化疗有延长生存期的效果。常用的中药为益气健脾、补肾养肝之剂，药有黄芪、人参（党参）、白术、山药、黄精、菟丝子、枸杞子、女贞子等。

问： 在肿瘤防治中您是否倡导和合思想?

答： 基本认同，因为肿瘤中医病机的根本是"脏腑失和"，治疗目的是"求和"，即达到"阴阳平和"或"人瘤共存"的目的；从治疗手段上应该强调"和而不同"，具体而言：未病先防、扶正养生，将病早治、扶正防转，既病防变、扶正减毒，病后调摄、扶正防复发；组方法度当"以和为贵"，如重后天、和调脾胃，护正气、和法缓治，制小方、和缓为宜。

案 49 健脾和胃、顺气利水法治疗胃黏液腺癌术后、化疗后案

戴某，女性，1968 年出生，2012 年 3 月 7 日初诊。

主诉：胃癌术后 1 年余。

现病史：患者于 2010 年 6 月无明显原因出现胃部不适，食欲减退，在当地医院行胃镜示：胃占位。病理为：印戒细胞癌。于 2010 年 6 月在当地医院行胃癌根治术。术后病理：黏液腺癌，侵透浆膜层，淋巴结转移：3/8。术后化疗 6 个周期。2011 年 9 月复查，肿瘤标志物：CA19 − 9 169.3kU/L，CA72 − 4 >1000kU/L，CA125 55.39kU/L。2012 年 1 月于北京大学肿瘤医院行腹部 CT 示：腹腔腹膜后淋巴结增大，大量腹水。后在该院行紫杉醇 + 卡培他滨（希罗达）化疗 1 周期，为求中医治疗来诊。

刻下症：进食哽噎，纳差，易腹胀，小便黄。舌胖大、色淡，苔薄，脉沉。

诊断：胃黏液腺癌术后，淋巴结转移，腹水，化疗后。

辨证立法：健脾和胃、顺气利水。

处方：

木 香 10g	砂 仁 3g	白 术 15g	山 药 15g
枳 壳 10g	益智仁 20g	土茯苓 20g	陈 皮 10g
生薏苡仁 20g	半枝莲 20g	莪 术 9g	猪 苓 15g
茯 苓 15g	大腹皮 15g	黄 芪 30g	太子参 15g
肉 桂 5g	炒山楂 10g	炒神曲 10g	炒麦芽 10g
生甘草 10g			

复诊与转归：2012 年 6 月 7 日二诊。患者病情好转，腹水少量。现胃不适，胃胀，怕冷，复查：实验室检查肿瘤标志物 CA19 − 9 120.33kU/L；CT、胃镜均无复发征象。方药：木香 10g，白术 15g，山药 15g，枳壳

10g，益智仁 20g，土茯苓 20g，陈皮 10g，薏苡仁 20g，半枝莲 20g，莪术 9g，猪苓 15g，黄芪 30g，太子参 15g，肉桂 5g，炒山楂 10g，炒神曲 10g，炒麦芽 10g，生甘草 10g，女贞子 15g，枸杞子 15g，紫苏梗 15g，藤梨根 20g，白豆蔻 5g。配合中成药软坚消瘤片、消癌平片口服。

分析与体会：本案患者胃黏液腺癌术后、化疗后，大量腹水，结合腹胀、纳差等考虑气滞水停。气为血帅，水与血并，故法当理气利水，故以香砂六君子汤、枳术丸化裁理气和胃、健脾化痰，佐以黄芪、山药益气健脾扶正，土茯苓、生薏苡仁、半枝莲、猪苓、茯苓、大腹皮清热泄浊、健脾利湿，肉桂、益智仁温阳化气，大腹皮兼能理气，莪术兼能破血，气血行则水湿得利，佐以炒三仙、甘草和胃助运、调和药性。复诊症情好转，增加补肝肾药物，以女贞子、枸杞子调补肝肾，白豆蔻温中行气。患者病情相对稳定。

师徒问对录

问：能否请您简单分析本案病情？

答：患者有胃溃疡病史 5 年，食欲不佳，气血生化不足；又因为胃癌接受根治手术，术后接受多程化疗；原已胃气不足，正气又受戕伐。中焦脾胃健运失常，故纳差，食后腹胀；气虚不能化津则痰浊内生，津不上承则口干，气滞痰阻则咳而难出，痰凝气阻于食管则进食哽咽，气滞水停于腹则腹胀；气虚无以化阳则乏力、四肢冷；此患者小便黄并非热灼津液而致，而是因为正气亏虚，无力输布津液，津液久停于膀胱之腑，而成色黄之象。故此患者是脾胃虚弱、气滞水停，从健运脾胃、顾护胃气入手，用香砂六君子汤加减。脾胃得顾，运化得健，水谷方可化生精微，营养四肢百骸，正气才能得以充养。

问：请您简述本案治疗腹水的思路。

答：木香善通肠腑之气，砂仁能温中理气，再配以陈皮、枳壳行气以消痰；猪苓、茯苓乃消水常用之药对，再配以大腹皮，则消水之力更甚，且此三味药并非攻下除水之峻猛之药，有利水之功而无伤正气之弊端，此处用之正符合本患者正虚水停之症；再加黄芪既可以补脾气以健运中焦，又可行气以利水；此方肉桂一味，温而入肾，能温补阳气，既能培植先天之本，又寓有"补火益土"之意。

案 50　利胆健脾、清热解毒法治疗乙型肝炎后肝硬化、肝癌案

罗某，男性，59 岁，2008 年 1 月 3 日初诊。

主诉： 发现原发性肝癌 7 个月，介入治疗 4 次。

现病史： 2007 年 5 月 31 日于中国人民解放军总医院诊断为"原发性肝癌"，先后行介入治疗 4 次，现为求中医配合治疗前来就诊。

既往史： 乙型肝炎病史 16 年，肝硬化病史 7 年。

刻下症： 右胁肋部胀痛不舒，纳可，眠差，二便调。舌淡红，苔黄，脉弱。

辅助检查： 2007 年 12 月 28 日查肝肾功能无殊。凝血功能无殊。

诊断： 原发性肝癌，介入治疗后。

辨证立法： 利胆健脾、清热解毒。

处方：

茵　陈 15g	夏枯草 15g	土茯苓 15g	白　英 15g
陈　皮 10g	法半夏 9g	茯　苓 15g	黄　芪 30g
太子参 15g	生白术 15g	山　药 15g	女贞子 10g
枸杞子 15g	沙　参 10g	炒三仙各 10g	甘　草 6g

复诊与转归： 服药期间于 2008 年 3 月 2 日行介入治疗一次，治疗后复查肿瘤标志物、肝肾功能无殊，肝区不适，眠差（醒后难入睡），舌淡红苔薄黄，脉弱。调整方药为：茵陈 15g，土茯苓 15g，全蝎 3g，莪术 9g，白英 15g，陈皮 10g，茯苓 15g，姜半夏 9g，白术 15g，山药 15g，枳壳 10g，五味子 10g，黄芪 30g，女贞子 15g，炒三仙各 10g，甘草 6g，生姜 3 片，大枣 5 枚。

2010 年 3 月 31 日于中国人民解放军第三○二医院复查 MRI 示：肝左叶内原发灶凝固坏死，病变下部边缘可见新发灶，不除外肝中脉管受

累，肝硬化。肝肾功能、血常规无殊。并于 2010 年 5 月 26 日于中国人民解放军第三〇二医院行射频消融治疗。2010 年 7 月复查 MRI：肝 S4 病变凝固坏死，未残留，肝硬化。患者乏力，眠差，舌淡红，脉弱。调整汤药为：柴胡 10g，白芍 12g，枳壳 10g，茵陈 15g，龙葵 15g，金荞麦 15g，生薏苡仁 20g，陈皮 10g，白术 15g，益智仁 20g，沙参 10g，枸杞子 15g，黄芪 30g，太子参 15g，炒三仙各 10g，甘草 6g。

至 2013 年 3 月最后一次复诊，其间复查均未见肝内复发灶，原发灶凝固坏死较好，肝肾功能、肿瘤标志物均无殊，一般情况可，术后生存期已 5 年 10 个月。

分析与体会：本案中年男性，既往乙型肝炎病史，原发性肝癌介入治疗后，邪毒郁结肝络，有化热之势，症见右胁肋部胀痛不舒，舌苔黄。故以茵陈、土茯苓清利肝胆湿热，夏枯草平肝软坚散结，白英解毒抗癌，二陈汤健脾燥湿、化痰散结，四君子汤配伍黄芪、山药益气健脾助运，枸杞子、女贞子滋补肝肾，沙参益胃存津液，《神农本草经》云其"治血积"，佐以炒三仙、甘草消食和胃、缓和药性。治疗后症状好转，调整药物以全蝎解毒散结攻邪，莪术破血消癥，五味子敛肺滋肾、柔肝宁心，佐以甘草、生姜、大枣小制桂枝汤和气血、和脾胃。后又射频消融治疗，配合中药四逆散化裁疏肝解郁。经前后调治，患者术后生存期已近 6 年，生存质量较高。

师徒问对录

问：如何认识肝癌病机？

答：肝癌症状散见于传统医学"脾积""肝积""癥积""黄疸"等论述中。《诸病源候论》云："诊得肝积，脉弦而细，两胁下痛，邪走心下，足胫寒，胁下痛引少腹……身无膏泽，喜转筋，爪甲枯黑。"其发病虽与病毒感染、饮食、情志多有相关，但其核心病机为正气亏虚、气滞血瘀、湿热蕴结。

问：能否简述您对白英的用药经验？

答：白英清热利湿、解毒消肿，具有抗癌作用，临床常用于肺癌、肝癌以及黄疸等病症，对于合并胸腔积液、腹水者亦适宜。

案 51　清热利胆、疏肝健脾法治疗原发性肝癌术后、介入治疗后案

李某，男性，53 岁，2011 年 5 月 25 日初诊。

主诉：原发性肝癌术后 3 年余。

现病史：患者于 2007 年 12 月发现肝区疼痛，行腹部 MRI 检查：肝占位。查肿瘤标志物：AFP 明显升高（具体数值不详）。2008 年 1 月 2 日于上海东方肝胆外科医院行肝右下叶切除术，术后病理：（肝右叶）肝细胞癌，弥漫型，Ⅲ级，慢性肝炎，炎症活动度 2 级，纤维化程度 3 级（G2S3）。术后一月复查 AFP 179μg/L。2008 年 2 月 22 日局麻下行肝动脉插管化疗栓塞（TACE）术。2010 年 10 月至今在吉林大学白求恩医学部某附属医院行细胞生物治疗 2 次。

刻下症：偶感右下腹痛，乏力，眠差，不易入睡，无腹胀，食纳可，二便调。舌淡红，苔薄，脉弱。

既往史：患 2 型糖尿病 8 年余。

辅助检查：2011 年 4 月 26 日查血常规、肝肾功能、肿瘤标志物无殊。

诊断：原发性肝细胞癌术后，介入治疗后。

辨证立法：清热利胆、疏肝健脾。

处方：

茵　陈 15g	夏枯草 15g	土茯苓 20g	生薏苡仁 20g
柴　胡 10g	白　芍 12g	枳　壳 10g	郁　金 10g
八月札 15g	黄　芪 30g	白　术 15g	白花蛇舌草 15g
枸杞子 15g	沙　参 10g	炒三仙各 10g	生　地 15g

复诊与转归：患者服药 2 个月后复诊，乏力、眠差较前好转，未诉明显不适，脉细，舌苔同前。复查肿瘤标志物无殊；血糖、血脂升高

（具体数值不详）。HBsAg（＋），余无殊。上方去茵陈、郁金、八月札、白花蛇舌草，加白英 15g、蒲公英 15g、当归 10g、决明子 15g。其后每3个月复查一次，均无殊，汤药仍以清热利胆、疏肝健脾为法。至2014年最后一次复诊，未诉明显不适，一般情况可，复查无殊，生存期已超过5年。

分析与体会：本案原发性肝癌术后 3 年余，结合症状考虑肝脾不和、湿热邪毒内蕴，故以茵陈清利肝胆湿热，四逆散化裁疏肝解郁，郁金行气化瘀、解郁利胆，夏枯草清热散结解毒，土茯苓、生薏苡仁、八月札、白花蛇舌草利湿清热、散结抗癌，黄芪、白术益气健脾，沙参、枸杞子、生地养阴生津、滋补肝肾，佐以炒三仙和胃消食。复诊症状改善，调整抗癌解毒药物，并以当归养血活血，决明子平肝。经前后调治，患者生存期超过5年。

──── 师徒问对录 ────

问：请您介绍肝癌辨病论治的经验。

答：辨病选药偏于湿热者常用茵陈、夏枯草、栀子、枳壳清利肝胆、理气散结；偏于气滞血瘀者常用柴胡、白芍、枳壳、郁金疏肝解郁、理气活血；并常配伍清热利湿、散结解毒之品，如土茯苓、八月札、白英、苦参；对于胃纳较差或介入化疗后患者，常选木香、豆蔻、竹茹理气和胃、化湿止呕；对于感染发热者，常以小柴胡汤和解少阳；对于肝功能异常或湿热较重者，常以虎杖利湿退黄、清热解毒、散瘀止痛。

问：能否简要介绍您选用茵陈、夏枯草的思路？

答：其中茵陈、夏枯草、四逆散当为主药，《医学衷中参西录》云茵陈"……其气微香，其味微辛微苦，秉少阳最初之气，是以凉而能散……善清肝胆之热，兼理肝胆之郁，热消郁开，胆汁入小肠之路毫无阻隔也……其性颇近柴胡，实较柴胡之力柔和，凡欲提出少阳之邪，而其人身弱阴虚不任柴胡之升散者，皆可以茵陈代之"，指出茵陈用于治疗肝癌所切中之"肝胆热郁"的核心病机。夏枯草则以《神农本草经》所述"破癥，散瘿结气"之功而治其标。

案 52 清热利胆、益气健脾法治疗肝细胞癌术后案

曹某，男性，55 岁，2009 年 8 月 12 日初诊。

主诉：肝癌术后 1 个月余。

现病史：患者 2009 年 7 月发现上腹部肿块，当地医院查 B 超示：肝内占位。2009 年 7 月 21 日于大连医科大学附属第一医院行肝左外叶切除术，术后病理：肿物大小 12cm×10cm×10cm，高分化肝细胞癌。现为结合中医治疗前来就诊。

刻下症：乏力，纳可，眠可，二便可，舌淡苔薄黄，脉弱。

辅助检查：2009 年 7 月 19 日（术前）生化结果如下。ALT 72U/L，AST 36U/L，γ-谷氨酰转肽酶（γ-GT）141U/L。2009 年 7 月 29 日生化检查示 ALT 72U/L，AST 49U/L，γ-GT 178U/L，余无殊。血常规中 WBC $10.05×10^9$/L，PLT $32.2×10^9$/L，余无殊。

诊断：高分化肝细胞癌术后。

辨证立法：清热利胆、益气健脾。

处方：

茵 陈 15g	夏枯草 15g	土茯苓 15g	郁 金 10g
莪 术 9g	陈 皮 10g	茯 苓 15g	炒三仙各 10g
黄 芪 30g	太子参 15g	女贞子 15g	枸杞子 15g
白 术 15g	益智仁 15g	生薏苡仁 20g	甘 草 6g

复诊与转归：服药 3 个月后复诊，患者纳可，二便调，未诉明显不适，舌略暗，苔薄，脉细。2009 年 12 月复查腹部 CT，血常规、肿瘤标志物等均无殊。上方去郁金、莪术、茯苓、女贞子，加枳壳 10g、赤芍 12g、肉桂 5g、八月札 15g。其后定期复查，均无异常。汤药仍以清热利胆，益气健脾为法。

至 2014 年 5 月最后一次复诊，患者未诉明显不适，生存期已 4 年 10 个月。

分析与体会：本案中年男性，高分化肝细胞癌术后，病程较短，结合症状考虑正气亏虚为本，邪毒内蕴为标，故以茵陈清热利湿、疏利肝胆，夏枯草清热解毒、平肝散结，郁金行气化瘀、解郁利胆，土茯苓、莪术、生薏苡仁清热利湿解毒、活血消癥散结，四君子汤配伍黄芪益气健脾补中，枸杞子、女贞子调补肝肾之阴，益智仁温脾肾、开胃纳，佐以炒三仙、陈皮、甘草和胃助运、缓和药性。复诊病情稳定，加入枳壳以理气降逆，赤芍清热凉血，肉桂温助肾阳而化气，八月札清热抗癌。经前后调治，患者生存期接近 5 年，生活质量较高。

师徒问对录

问：能否简介肝癌治疗的中药配伍思路？

答：还是从扶正培本、祛邪解毒两个方面去认识，扶正要注重养肝阴、柔肝体，可以用白芍、枸杞子、五味子、女贞子等，祛邪要理气解郁为主，可以用枳壳、陈皮、青皮、玫瑰花等，无论是否合并黄疸，应结合辨证考虑辨别湿热，给予清利湿热，可以用茵陈、虎杖、苦参、猪苓、茯苓、半枝莲、八月札等，此外积聚为患要注意散结药物的运用，如夏枯草、贝母、牡蛎、莪术等。

问：请简要介绍您运用郁金的经验。

答：郁金具有行气化瘀、清心解郁、利胆退黄功效，适用于原发性肝癌、胆管癌、胆汁淤积、胆囊炎、胁痛等。《神农本草经》云其"治冷气结聚……用治胀痛。"现代药理学研究证实郁金所含姜黄素有促进胆汁分泌的利胆作用。温郁金能增强肝脏解毒作用，有促进肝细胞损伤修复、保护肝细胞的作用。

案 53 疏肝解郁、健脾益气法配合靶向疗法 治疗原发性肝癌术后案

时某，男性，62 岁，2010 年 11 月 10 日初诊。

主诉：肝癌术后 2 月。

现病史：患者 2010 年 9 月 17 日于北京协和医院行肝癌切除术，术后病理：高中分化肝细胞性肝癌伴坏死。术后未行放、化疗。2010 年 11 月 2 日查 PET－CT 示：左肾上腺结合部代谢稍高，建议随访。肿瘤标志物 CA19－9 42.3kU/L。

刻下症：进食后腹部不适，呃逆，泛酸，眠可，肝区隐痛，二便可。舌淡红，苔薄，脉略滑，沉取无力。

既往史：30 年前曾患肺结核。

辅助检查：术前肿瘤标志物 AFP 21.3μg/L，CA19－9 41.9kU/L。

诊断：原发性肝细胞癌术后，左肾上腺结合部结节。

辨证立法：疏肝解郁、抗癌解毒、健脾益气。

处方：

柴　胡 10g	白　芍 12g	枳　壳 10g	郁　金 10g
土茯苓 20g	生薏苡仁 20g	莪　术 9g	八月札 15g
白　术 15g	山　药 15g	益智仁 20g	炒三仙各 10g
黄　芪 30g	太子参 15g	沙　参 10g	枸杞子 15g
陈　皮 10g	甘　草 6g		

复诊与转归：2010 年 12 月于北京协和医院查腹部 B 超未见异常，血常规、肝肾功能等均正常。服药 2 个月后复诊患者泛酸、呃逆较前好转，目前乏力，皮肤干燥，咽痛，纳呆，大便偏稀、日行 1 次，舌淡红，苔薄，脉弱。上方去郁金、莪术、八月札、山药，加白花蛇舌草 15g、僵蚕 15g、女贞子 15g、石斛 15g。

2012 年 5 月复查肿瘤标志物示：CEA 5.50μg/L，AFP 43.0μg/L，CA19-9 84kU/L，骨胶素（CY211）8.94kU/L。服用甲苯磺酸索拉非尼（多吉美）治疗，患者乏力，纳呆，大便偏稀，日行 5~6 次，舌淡红苔薄，脉滑。方药调整为茵陈 15g，夏枯草 15g，白术 15g，山药 15g，枳壳 10g，益智仁 20g，肉桂 5g，干姜 3g，沙参 10g，枸杞子 15g，土茯苓 20g，生薏苡仁 20g，八月札 15g，五味子 10g，鸡血藤 15g，黄芪 30g，太子参 15g，甘草 6g。

其后中药汤剂与多吉美配合治疗，复查肿瘤标志物呈下降趋势。至 2014 年 7 月最后一次复诊，患者偶有乏力，肝区隐隐不适，余无不适，舌淡，苔薄黄，脉缓。CT、肿瘤标志物、血常规等均无殊，术后生存期 3 年 10 个月。

分析与体会： 本案老年男性，原发性肝细胞癌术后，肝郁气滞而见进食后腹部不适，肝气横犯脾胃而见呃逆、泛酸，邪毒内蕴肝络而见肝区隐痛，结合病史与舌脉考虑仍存在正气内虚的病机。故治以四逆散化裁配伍郁金疏肝理气、活血解郁，土茯苓、生薏苡仁、莪术、八月札清热解毒抗癌，白术、山药、黄芪、太子参益气健脾和中，沙参、枸杞子养肝阴，益智仁温脾肾、开胃纳，佐以炒三仙、陈皮、甘草和胃助运、缓和药性。复诊因伴有咽痛等加白花蛇舌草、僵蚕清热解毒散结，女贞子、石斛养阴生津。后靶向治疗，出现乏力、纳呆、便溏等脾阳不振证候，故以干姜、肉桂、益智仁温脾肾，培本元。经前后调治，患者生存期近 4 年，病情稳定。

师徒问对录

问：能否简单介绍对于甲苯磺酸索拉非尼（多吉美）这一靶向药物不良反应的中医药调治方法？

答： 甲苯磺酸索拉非尼主要用于治疗不能手术的肾细胞癌、肝细胞癌，其主要不良反应包括腹泻、脱发、皮疹、手足反应。对于腹泻以温脾补肾涩肠为主，脱发当从祛风养血入手，皮疹和手足反应多用清热凉血祛风之法。

问：能否简述您运用八月札的经验？

答：八月札又叫预知子，是常用的解毒抗癌药物，其具有疏肝理气、活血散瘀、除烦利尿的作用。广泛适用于肝胆肿瘤、卵巢癌的应用，对于伴有血瘀证以及津液输布失常者尤为适宜。

案 54 清热利胆、疏肝健脾法治疗原发性肝细胞癌术后案

刘某，男性，67 岁，2012 年 12 月 26 日初诊。

主诉：肝癌术后 2 个月余。

现病史：患者 2008 年 B 超发现肝占位，但考虑肿瘤标志物未见异常未予重视。2012 年 8 月体检发现肝占位，考虑恶性。2012 年 9 月于上海市东方医院行右侧肝肿物切除术，术后病理：原发性（肝右叶）肝细胞癌，粗梁型，Ⅲ级。术后未行放化疗。2012 年 12 月 10 日查 AFP 3.02μg/L（术前 1578μg/L）。术后持续服用保肝药物。

刻下症：右腹部不适，嗳气则舒，乏力，气短，纳可，眠欠安，大便溏、日行 2 次，小便可。舌略暗，苔薄黄，脉缓。

既往史：乙型肝炎病史 30 余年，糖尿病病史。

辅助检查：2012 年 12 月 10 日肿瘤标志物 AFP 3.02μg/L（术前 1578μg/L）。

诊断：原发性肝右叶肝细胞癌，粗梁型，Ⅲ级，2 型糖尿病。

辨证立法：清热利胆、疏肝解郁。

处方：

柴　胡 12g	白　芍 12g	枳　壳 10g	郁　金 10g
茵　陈 12g	夏枯草 15g	土茯苓 20g	生薏苡仁 20g
白　术 15g	山　药 15g	益智仁 20g	五味子 10g
陈　皮 10g	炒三仙各 10g	黄　芪 30g	枸杞子 15g
白豆蔻 5g	紫苏梗 10g	甘　草 6g	

复诊与转归：服药 3 个月后复诊，患者已无乏力、气短及右腹部不适，刻下口干、黏，纳可，大便稀溏较前好转，日一行，舌淡红，苔薄，脉缓。复查肝肾功能、血常规、腹部 B 超均无殊。上方去郁金、山

药、白豆蔻、紫苏梗，加乌药12g、肉豆蔻5g、沙参10g、茯苓15g。其后定期复查各项指标均无明显异常，汤药以清热利胆、疏肝健脾为法。

至2014年5月最后一次复诊，患者下肢沉重感，一般情况可，无明显不适，舌暗有齿痕，苔薄，脉细弦。复查无殊。

分析与体会：本案患者有乙型肝炎病史、糖尿病病史，原发性肝右叶肝细胞癌术后，结合舌脉与症状，考虑脾肾虚为本，肝胆气滞、湿热、邪毒为标，故治以四逆散化裁配伍郁金疏肝理气、活血解郁，茵陈、夏枯草清热利湿、散结解毒，土茯苓、生薏苡仁清热利湿、解毒抗癌，白术、山药、黄芪益气健脾和中，枸杞子、五味子养阴收敛，益智仁温脾肾、开胃纳，佐以炒三仙、陈皮、白豆蔻、紫苏梗理气和中、消食导滞。复诊症状缓解，调整处方以乌药温肾行气、肉豆蔻涩肠、沙参养阴、茯苓健脾渗湿。前后调治2年余，患者病情稳定。

—— 师徒问对录 ——

问：在肝癌治疗中您常用到沙参，是如何考虑的？

答：一贯煎是养阴疏肝的名方，其中以沙参等养阴生津柔润肝体，主要是从扶正培本角度去考虑运用的，现代药理学中沙参能提高细胞免疫和非特异性免疫作用，抑制体液免疫。

问：您初诊运用白豆蔻、紫苏梗是如何考虑的？

答：主要结合患者右腹部不适、嗳气则舒，故考虑肝气郁结、肝胃不和，加用白豆蔻、紫苏梗理气和中。这两味药对于化疗后胃肠道不良反应也有较好的防治作用。

案 55　疏肝健脾、散结消癥法治疗胰尾腺癌术后、化疗后案

李某，女性，70 岁，2010 年 1 月 14 日初诊。

主诉：胰尾癌术后 1 年 10 个月。

现病史：2008 年 3 月于北京协和医院行胰尾癌扩大根治术，术后病理提示腺癌，术后辅助化疗 4 周期。后因 CA19 – 9、CA242 反复升高行单药吉西他滨化疗多个疗程，末次化疗时间 2009 年 10 月。2010 年 1 月复查 CA19 – 9 49.8kU/L、CA242 30.8kU/L 升高，现为结合中医治疗前来就诊。

刻下症：口苦，两肋胀痛，纳可，右锁骨上窝胀，大便黏，平素易感冒，舌淡红，苔薄，脉细。

既往史：高血压，糖尿病（注射胰岛素治疗）。

辅助检查：PLT 800×10^9/L。生化检查无殊。

诊断：胰尾腺癌术后，化疗后。

辨证立法：疏肝健脾、散结消癥。

处方：

柴　胡 10g	白　芍 12g	枳　壳 10g	郁　金 10g
土茯苓 15g	穿山甲 15g	莪　术 9g	僵　蚕 15g
陈　皮 10g	清半夏 9g	茯　苓 15g	炒三仙各 10g
黄　芪 30g	太子参 15g	白　术 15g	益智仁 15g
甘　草 6g			

复诊与转归：服药后患者口苦、两肋胀痛、大便黏等症状均较前改善，脉象较前有力。2010 年 5 月于北京协和医院查 CT：左肺下叶散在薄壁透亮灶，腹膜外小淋巴结。后复查 CT 所见大致同前。每 3 个月复查肿瘤标志物、血常规、生化检查等。CA19 – 9、CA242 有所波动，整

体呈下降趋势，血常规及肝肾功能均无明显异常。

至 2014 年 6 月最后一次复诊，CA19－9 30.3kU/L，CA242 25.5kU/L，余指标无殊。一般情况良好，术后生存期已超过 6 年。

分析与体会：本案患者胰尾癌术后 1 年 10 个月发现 CA19－9、CA242 升高来诊，结合症状考虑患者肝郁脾虚、痰瘀内阻，故以四逆散化裁配伍郁金疏肝理气、活血解郁，二陈汤燥湿健脾、化痰散结，土茯苓、穿山甲、莪术、僵蚕活血化瘀、利湿解毒、消癥散结，黄芪、太子参、白术益气健脾扶正，益智仁温脾肾、开胃纳，佐以炒三仙、甘草助运消导、调和药性。复诊患者症状改善明显，前后调治 4 年余，肿瘤标志物波动，整体趋势下降，术后生存期超过 6 年，病情相对稳定。

师徒问对录

问：请您简述胰腺癌病机。

答：胰腺癌症状散见于传统医学"胃脘痛""痞气""积聚""伏梁""黄疸"等论述中。《圣济总录》云："积气在腹中，久不瘥，牢固推之不移，有癥也……按之其壮如杯盘牢结，久不已，令人瘦而腹大……至死不治。"胰腺癌的发病与不良饮食习惯、情志因素等有密切关系，其病位在肝脾，核心病机为正气内虚，气滞、血瘀、湿毒聚结中焦，治疗当以调理气机为主。

问：您在胰腺癌治疗中很重视运用活血消癥药物，请简介思路。

答：胰腺癌生存期短，即便有机会手术，预后依然不理想，5 年生存率极低，从病机上来说，患者气滞日久，血脉瘀滞明显，且往往结块坚硬如石，故常用活血消癥药物，如穿山甲、莪术、土元等，并注重配合泄浊、化痰、散结，以增强攻邪与治标之功，此外活血消癥药物还往往具有定痛作用。

案56　疏肝健脾、散结消癥、益气养阴法合化疗治疗胰头中分化腺癌术后案

钱某，男性，81 岁，2012 年 10 月 10 日初诊。

主诉：胰腺癌术后 1 年 10 个月。

现病史：2010 年 11 月因体检发现肝功能异常，行腹部 CT 发现胰头占位。2010 年 12 月 3 日于北京大学第三医院行胰头扩大根治术，术后病理：胰腺中分化癌，未侵及胆管、十二指肠及周围淋巴结（0/10）。2011 年 1 月至 3 月术后辅助化疗 3 周期。

刻下症：口干，无腹胀，纳可，大便可。舌略暗苔薄，脉缓略滑。

既往史：糖尿病（胰岛素治疗）。

辅助检查：术前肿瘤标志物无殊。2012 年 8 月复查 B 超无殊。

诊断：胰头中分化腺癌术后，化疗后。

辨证立法：疏肝健脾、散结消癥、益气养阴。

处方：

柴　胡 12g	白　芍 12g	枳　壳 10g	郁　金 10g
土茯苓 20g	生薏苡仁 20g	半枝莲 20g	白　英 15g
陈　皮 10g	炒三仙各 10g	白　术 15g	益智仁 20g
黄　芪 30g	太子参 15g	沙　参 10g	石　斛 15g
甘　草 6g			

复诊与转归：服药 3 个月后复诊，口苦症状已缓解，未诉明显不适。其后定期复查，汤药仍以疏肝健脾、散结消癥为法。至 2014 年 6 月 18 日最后一次复诊，患者无明显不适，舌淡红，苔薄黄，脉缓。期间复查肿瘤标志物、腹部 CT 等均未见异常。生存期超过 3 年半。

分析与体会：本案老年男性，糖尿病病史，胰头中分化腺癌术后，化疗后，结合症状考虑肝郁脾虚、内热伤阴耗气，故以四逆散化裁配伍

郁金疏肝理气、活血解郁，黄芪、白术、太子参健脾益气，沙参、石斛养阴生津，益智仁温脾肾、开胃纳，土茯苓、生薏苡仁、半枝莲、白英清热利湿、抗癌解毒，佐以炒三仙、陈皮、甘草和中消导、缓和药性。用药平和。前后调治1年余，患者术后生存期超过3年，病情稳定。

师徒问对录

问：请您简单介绍对于胰腺癌的辨病论治经验。

答：辨病选药常用柴胡、白芍、枳壳、郁金理气散结、活血止痛，四逆散疏肝解郁、调和肝脾失调之气机，芍药兼能缓急止痛，枳壳兼能下气消积，切中胰腺癌之核心病机，郁金苦辛，性寒，入肝、心，功善行气化瘀、清心解郁、利胆退黄，既能理气活血、消除积滞，又能利胆退黄，改善胰头癌黄疸等主症，亦能有一定止痛作用，痛甚者，常配合醋延胡索，以增强活血、行气、止痛之功。

问：您防治肿瘤用药非常平和，请您简单介绍您的观点。

答：我认为临证处方用药时应强调组方法度"以和为贵"，一方面重视扶正培本，强调脾胃为后天之本，重视调和脾胃、顾护正气，正如《素问·生气通天论》所云："内外调和，邪不能害"。另一方面注重调和、疏利、消导之法，临床常用理气和血、疏散通利之法，意在强调调和气血，给邪气以出路。用四逆散、小柴胡汤等调畅气机，用当归、芍药、川芎等调和血分，用薏苡仁、土茯苓、猪苓、茯苓渗利解毒，尤其在调补的基础上，重视消导和胃药物的应用，如炒三仙、陈皮、鸡内金等，以免补益之品滋腻、壅滞碍胃。

案 57 清热利湿、活血消肿法治疗胰头癌胆总管转移案

蔡某，男性，1951 年出生，1993 年 2 月 25 日初诊。

主诉：巩膜、皮肤反复黄染 1 个月余。

现病史：患者 1992 年 1 月起出现巩膜、皮肤反复黄染，在某医院治疗无效。1992 年 11 月赴复旦大学附属华山医院做 CT 检查，提示胰腺癌，1993 年 1 月行手术治疗，因胰头肿块与肠系膜血管粘连，未能切除。肿块穿刺做病理检查示：胰头导管腺癌胆总管转移，为求中医治疗来诊。

刻下症：巩膜、皮肤黄染，精神委顿，形体消瘦，中上腹隐痛不适，疼痛引及右肩、背部，入夜痛甚，胃纳不馨，大便次数增多。

体格检查：中上腹压痛明显，肝肋下 1cm，剑突下 3cm，质地中等，边缘光滑，叩痛阳性，扪及肿大胰头 5cm，表面有大小不等结节。舌质暗，苔黄腻，脉弦细。

辅助检查：肿瘤标志物 CEA 阳性，AFP 309μg/L。总胆红素 39.7μmol/L，直接胆红素 21.1μmol/L，ALT 311.22U/L。

诊断：胰头导管腺癌，胆总管转移。

辨证立法：清热利湿、活血消肿。

处方：

土茯苓30g	茯苓15g	蒲公英15g	白花蛇舌草15g
生薏苡仁15g	三棱10g	莪术15g	茵陈30g
柴胡10g	制大黄6g	郁金10g	栀子10g
炒三仙各10g	丹参10g		

复诊与转归：服用 14 剂，黄疸及中上腹疼痛明显减轻，大便次数减少，黄腻苔渐化，但觉口干、溲黄、乏力，续用前法，再加太子参

15g，另以西洋参煎汤代茶饮服。治疗 2 个月，疼痛未作，黄疸消退，胃纳尚可，大便正常，小便微黄，舌胖有齿痕，舌质红，脉弦细。肝功能检查正常，B 超复查胰头肿块明显缩小。再拟养阴生津、清热利湿、活血消肿之法治疗 5 个多月，CT 复查胰头肿块继续缩小，又治疗 11 个月，CT、B 超复查胰头肿块完全消失。

分析与体会：这是朴老早年的医案，本案胰头导管腺癌，胆总管转移丧失手术机会，因为黄疸明显，治疗当急则治标，以疏利肝胆、清热利湿退黄为法，以茵陈蒿汤清热利湿退黄，柴胡、郁金理气解郁、活血散结，白花蛇舌草、土茯苓、生薏苡仁、茯苓、蒲公英清热利湿、抗癌解毒，三棱、莪术、丹参活血消癥散结，佐以炒三仙和胃消导。后加入太子参、西洋参及养阴生津等扶正药物。经过 1 年 7 个月余的治疗，影像学检查示肿块消失。

师徒问对录

问：本案您如何权衡标本缓急？

答：胰腺癌病因病机为湿热毒邪与瘀滞互结，正气亏虚，应抓紧时机"急则治标"，祛邪为主，直挫病势，待邪毒势减，正虚显露，调整治则，扶正为主，从而达到扶正祛邪之目的。

问：对于胰头癌常见症状您如何加减化裁？

答：黄疸明显，焦栀子、茵陈剂量加大；发热加黄芩、知母；疼痛明显加五灵脂、蒲黄、延胡索；腹胀加鸡内金、大腹皮、木香；大便不成形加白扁豆、炒白术。

案58 疏肝利胆、健脾行气法治疗胆囊癌探查术后腹壁转移案

雷某，女性，75岁，2013年12月12日初诊。

主诉：发现胆囊癌1周。

现病史：患者2013年11月因腹胀就诊于当地医院，查腹部CT示胆囊结石，遂于2013年12月4日行胆结石手术，术中见胆囊萎缩质硬，与肝脏粘连固定，腹壁及大网膜、胃壁可见数个灰色结节，大者直径1cm。术中快速病理示腺癌，腹壁转移，不能行根治术。术后病理示（胆囊底、腹壁转移结节）高分化腺癌。术后未行治疗。现为寻求中医治疗前来就诊。

刻下症：纳呆，大便偏干，偶有腹胀，眠可。（家属代诉。）

既往史：高血压，糖尿病。

诊断：胆囊高分化腺癌，探查术后，腹壁转移。

辨证立法：疏肝利胆、健脾行气。

处方：

柴 胡 12g	白 芍 12g	枳 壳 10g	乌 药 15g
半枝莲 20g	莪 术 9g	土茯苓 20g	生薏苡仁 20g
茵 陈 15g	夏枯草 15g	竹 茹 15g	木 香 10g
白豆蔻 5g	生白术 15g	女贞子 15g	肉苁蓉 20g
黄 芪 30g	太子参 15g	甘 草 6g	

复诊与转归：患者2014年3月于当地医院行幽门支架，3月31日CT示：胆囊形态欠规整，内见不规则软组织影，侵及肝脏、胃壁。肝肾功能、血常规无明显异常，肿瘤标志物CA19-9 100.6kU/L。患者恶心呕吐，腹胀，纳可，大便可。方药调整为：柴胡12g，白芍12g，枳壳10g，乌药15g，莪术9g，草河车15g，苦参10g，土茯苓20g，生薏

苡仁 20g，木香 10g，白豆蔻 5g，陈皮 10g，法半夏 9g，栀子 10g，紫苏梗 10g，黄芪 30g，太子参 15g，生白术 15g，甘草 6g。

后于 2014 年 6 月行第 2 次支架术，复查 B 超：右腹壁占位3.6cm×2.1cm，胆囊占位 5.7cm×4.4cm，腹水；肿瘤标志物：CA19－9 230kU/L；生化功能：ALT 54U/L，AST 80U/L，上方去莪术、草河车、木香、栀子，加急性子 5g、龙葵 15g、山慈菇 15g、益智仁 20g。

分析与体会：本案老年女性，胆囊高分化腺癌，探查术后，腹壁转移，结合症状考虑正虚为本，气滞、痰瘀、热毒内蕴为标，因腹壁转移未行根治术，带瘤生存，治以四逆散化裁配伍乌药疏肝解郁、理气散结，半枝莲、莪术、土茯苓、生薏苡仁清热利湿、化瘀解毒，茵陈、夏枯草配伍清利肝胆湿热、散结解毒，竹茹、木香、白豆蔻理气化痰、和胃止呕，黄芪、太子参、白术益气健脾，女贞子滋肾平肝，肉苁蓉补肾阳、益精血。经介入治疗配合中药虽然影像学与替代指标呈进展趋势，预后极差，但是也在一定程度上延缓了病情进展，改善了生活质量。经前后调治，化裁扶正解毒药物，患者术后生存期已 7 个月余。

―― 师徒问对录

问：请您简述您如何认识胆囊癌病机。

答：胆囊癌症状散见于传统医学"癥瘕""胁痛""黄疸"及"腹痛"等论述中。胆囊癌病位在肝、胆、脾、胃，多因七情内伤、肝气郁结、饮食不节而致病，如《诸病源候论·黄病诸候》云："脾胃有热，谷气郁蒸，因为热毒所加，故卒然发黄，心满气喘，命在顷刻，故云急黄也。"其核心病机为肝郁脾虚、湿热瘀结，治疗上主张健脾和胃、疏肝利胆为法。

问：针对胆囊癌您有怎样的辨病论治经验？

答：辨病选药常用柴胡、白芍、枳壳、延胡索疏肝解郁、行气活血。其辨病选药与胰腺癌相似，因两病病位均在肝、脾，病性均为气血瘀结、湿热蕴毒。四逆散功效前文已经详述，此处仍为疏肝理气而设，《本草经疏》认为"延胡索……温则和畅，和畅则气行。辛则能润而走散，走散则血活。血活气行故能主破血"，故使用延胡索切中气滞血瘀癥积之病机。

案 59　健脾益气、活血解毒法治疗十二指肠黏液腺癌术后案

蒋某，男性，62 岁，2012 年 10 月 17 日初诊。

主诉：十二指肠黏液腺癌术后 6 个月。

现病史：患者于 2012 年 4 月于当地医院确诊十二指肠癌，遂于 4 月 18 日行胰头十二指肠切除术，术后病理：十二指肠黏液腺癌，侵及全层。术后化疗 1 周期，因化疗不能耐受，故停止。2012 年 8 月复查 B 超无殊。肿瘤标志物无殊。

刻下症：纳可，体力尚可，畏寒，二便调。舌略暗，苔薄，脉弦细。

既往史：糖尿病病史 15 年。

辅助检查：术前 CEA 3.38μg/L，CA19 – 9 19.5kU/L。术后肿瘤标志物无殊。

诊断：十二指肠黏液腺癌术后，化疗后。

辨证立法：健脾益气、活血解毒。

处方：

白　术15g	山　药15g	枳　壳10g	益智仁20g
半枝莲20g	土茯苓20g	白　英15g	藤梨根20g
陈　皮20g	炒三仙各10g	黄　芪30g	当　归10g
太子参15g	白豆蔻5g	仙鹤草15g	甘　草6g

复诊与转归：服上方 2 个月后复诊，患者乏力，纳可，大便偏干，余无明显不适，舌淡红苔薄，脉弦滑。上方去半枝莲、白英、藤梨根、仙鹤草，加生薏苡仁 20g、莪术 9g、僵蚕 15g、女贞子 15g、枸杞子 15g。

至 2014 年 5 月最后一次复诊，期间复查腹部 CT 较前无明显变化，

患者偶有腹胀，纳可，二便调，余无不适。

分析与体会：本案老年男性，十二指肠黏液腺癌术后，化疗不能耐受，脾胃不足，邪毒内蕴，虽然病位在十二指肠，但其腐熟水谷的功能依然依靠于脾主运化的功能，故仍以白术、山药、枳壳、益智仁配伍，益气健脾、温肾助纳、理气和中，半枝莲、土茯苓、白英、藤梨根清热解毒散结，黄芪、太子参、当归、仙鹤草益气养血补虚，白豆蔻、陈皮温中化湿、行气和中，佐以炒三仙、甘草消食和胃、调和药性。复诊患者病情稳定，调整抗癌解毒药物，以女贞子、枸杞子调补肝肾之阴、扶正培本。前后调治近2年，患者病情相对稳定。

── 师徒问对录 ──

问：十二指肠肿瘤临床并不特别常见，您如何论治？

答：十二指肠肿瘤漏诊率、误诊率都高，发病率有上升的趋势，在辨证论治基础上，因为脾主运化，脾为胃行其津液，我多从脾论治，益气健脾、温中理气、调畅中焦气机，配合清热解毒抗癌是常用治法。

问：能否简要介绍您运用白豆蔻的适应证？

答：白豆蔻化湿行气、温中止呕。现代药理学研究证实白豆蔻的挥发油有健胃、止吐等作用。因此，临床上我多将其用于消化系统肿瘤，或化疗后合并胃肠道反应者。

案 60　健脾益肾、清热解毒法治疗升结肠癌术后、化疗后案

李某，男性，69 岁，2012 年 6 月 6 日初诊。

主诉：升结肠癌术后 9 个月。

现病史：2011 年 5 月患者出现便血，于首都医科大学附属北京天坛医院行肠镜，见升结肠肿物。遂就诊于中国医学科学院肿瘤医院，于 2011 年 9 月 21 日行升结肠肿物切除，术后病理示：腺癌，淋巴结 1/46。术后化疗 12 周期。2012 年 5 月 23 日复查 CT，示：右半结肠术后改变，左肺胸膜下小类结节，建议随诊。

刻下症：手足麻胀、双下肢软，纳可，夜间口干，畏寒，大便日行 3 次、质稀。舌淡红苔黄，脉弦滑。

辅助检查：肠镜未见异常。肿瘤标志物未见异常。

诊断：升结肠腺癌术后，淋巴结转移，化疗后。

辨证立法：健脾益肾、清热解毒。

处方：

白　术 15g	山　药 15g	枳　壳 10g	益智仁 20g
土茯苓 20g	生薏苡仁 20g	半枝莲 20g	藤梨根 15g
陈　皮 10g	炒三仙各 10g	黄　芪 30g	太子参 15g
肉　桂 5g	枸杞子 15g	山萸肉 15g	补骨脂 10g
茯　苓 15g	甘　草 6g		

复诊与转归：2012 年 9 月 28 日于中国医学科学院肿瘤医院查腹部 CT：①右半结肠术后改变，术区旁小类结节同前；②肝脏多发囊肿；③背部皮下脂肪密度小结节，考虑为良性。血常规、肝肾功能无殊。患者手足麻，大便偏稀，日行 3 次，余无明显不适，舌淡红苔薄黄，脉弦滑。上方去半枝莲、藤梨根、陈皮、炒三仙、枸杞子、茯苓，加白英

15g、莪术 9g、仙鹤草 15g、蒲公英 15g、五味子 15g、鸡血藤 15g。

后定期复查，各项指标均无殊。至 2014 年 5 月 14 日最后一次复诊，复查 CT：大致同前。血常规、肿瘤标志物、肝肾功能等均无明显异常。病情稳定，患者眠欠安，余无明显不适。

分析与体会： 本案老年男性，升结肠腺癌术后，淋巴结转移，化疗后，结合症状考虑脾肾阴阳两虚为本，邪毒内蕴为标，故以白术、山药、枳壳、益智仁健脾益气、温肾摄唾、理气和胃，土茯苓、生薏苡仁、半枝莲、藤梨根清热解毒、散结抗癌，黄芪、太子参健脾益气，肉桂、补骨脂温助肾阳，枸杞子、山萸肉滋补肝肾，茯苓健脾利湿，陈皮和胃理气，佐以炒三仙、甘草消食和中、缓和药性。全方以扶正培本为核心，兼顾脾肾、气血、阴阳，复诊影像学有所改善，调整抗癌解毒药物，以鸡血藤养血活血、疏通经络。前后调治 2 年余，患者病情稳定。

—— 师徒问对录 ——

问： 请问您如何认识结直肠癌病机？

答： 结直肠癌病因病机复杂，发病大抵由于正气内虚，脏腑功能失调，以致运化失司，进而导致气滞、血瘀、痰湿、热毒搏结于肠道，久成积块。其核心病机为脾胃虚损、瘀热湿毒内蕴。

问： 请问您有哪些应用藤梨根的经验？

答： 藤梨根可清热解毒、清热利湿、防肿瘤抗癌、祛风除湿、利尿止血、解毒消肿，可用于消化不良、呕吐、风湿痹痛、风湿骨痛、消化道癌肿、消化道肿瘤、痈疡疮疖、风湿骨痛及黄疸等疾病。

案 61　疏肝健脾、清热解毒法治疗降结肠癌术后案

王某，女性，44 岁，2011 年 8 月 25 日初诊。

主诉：降结肠癌术后 1 年余。

现病史：患者 2010 年 6 月因结肠癌于北京大学第三医院行降结肠脾曲切除术，术后病理示：降结肠脾曲低分化黏液腺癌。术后化疗［奥沙利铂＋卡培他滨（希罗达）］6 次。现为求中医结合治疗来诊。

刻下症：胸闷，呃逆，乏力，眼干，纳眠可，二便调。

诊断：降结肠低分化黏液腺癌术后，化疗后。

辨证立法：疏肝健脾、清热解毒。

处方：

白　术 15g	山　药 15g	枳　壳 10g	益智仁 20g
柴　胡 10g	白　芍 12g	郁　金 10g	半枝莲 20g
土茯苓 20g	生薏苡仁 20g	仙鹤草 15g	木　香 10g
白豆蔻 5g	陈　皮 10g	炒三仙各 10g	黄　芪 30g
女贞子 15g	甘　草 6g		

复诊与转归：2011 年 10 月 13 日复诊，患者诉药后症状较前减轻，仍感疲乏，偶有腹胀，大便不爽，上方去郁金、半枝莲、木香，加太子参 15g、芡实 15g、白英 15g。

其后患者定期复查，无殊。2013 年 7 月 10 日查腹部 CT：肝左内叶低密度影 2.1cm×1.4cm 考虑囊肿可能性大，2013 年 7 月 24 日复诊患者诉经期较前延长，舌略暗苔薄，脉弱。上方调整为：柴胡 12g，白芍 12g，枳壳 10g，紫草 15g，土茯苓 20g，生薏苡仁 20g，藤梨根 20g，白英 15g，陈皮 10g，炒三仙各 10g，白术 15g，益智仁 20g，马鞭草 30g，乌贼骨 30g，茜草 12g，黄芪 30g，太子参 15g，甘草 6g。

至 2014 年 2 月最后一次复诊，术后生存期 3 年 8 个月余。

分析与体会：本案中年女性，降结肠低分化黏液腺癌术后，化疗后，结合胸闷、呃逆等考虑气机郁滞、升降失司，乏力、眼干考虑气阴两虚，故治以白术、山药、枳壳、益智仁健脾益气、温肾摄唾、理气和胃，四逆散化裁配伍郁金疏肝解郁、理气活血，土茯苓、生薏苡仁、半枝莲、仙鹤草清热利湿、抗癌解毒，木香、白豆蔻、陈皮理气和胃降逆，防治化疗后胃肠道不适，以黄芪、女贞子扶正培本、益气滋阴，改善免疫功能，佐以炒三仙、甘草和胃消食、缓和药性。复诊脾虚便溏，故以太子参、芡实健脾止泻，后因患者经期延长，以马鞭草、乌贼骨、茜草调经。经前后调治，患者术后生存期超过 3 年 8 个月，病情稳定。

━━━ 师徒问对录 ━━━

问：请您介绍下对于肠癌的辨病论治经验。

答：肠癌辨病选药常用白术、山药、枳壳、益智仁、陈皮益气健脾、理气和胃、消积助运，对于正虚偏于脾肾者，常选用熟地、砂仁、山萸肉、覆盆子补肾固摄、行气调中、和胃醒脾；对于气机下陷，症见食纳减少、神疲乏力、面色萎黄、大便溏薄、舌淡、脉虚，或有小腹坠胀、脱肛者，常用补中益气汤益气健脾、升举清阳。

问：请您简单介绍运用马鞭草的经验。

答：马鞭草具有清热解毒、活血散瘀、利水消肿的功效，对于癥瘕积聚和经闭都有良好疗效。

案 62　健脾益气、清热解毒法治疗降结肠癌术后继发肝转移案

禄某，男性，61 岁，2011 年 12 月 28 日初诊。

主诉：降结肠癌术后 2 年，肝转移术后 1 年 4 个月。

现病史：患者 2009 年 12 月因结肠癌于当地医院行"左半结肠切除术"，术后病理不详，术后化疗 6 周期。2010 年 8 月于中国人民解放军总医院行肝转移切除术，术后化疗 4 周期。现于当地服中药治疗，为求进一步诊疗来诊。

刻下症：纳可，大便偏干，日行 2 次，舌淡红苔薄，脉缓。

辅助检查：2011 年 12 月 22 日查血常规、肝肾功能均无殊，肿瘤标志物未见异常。

诊断：降结肠癌术后，化疗后，继发肝转移术后。

辨证立法：健脾益气、清热解毒。

处方：

白　术 15g	山　药 15g	枳　壳 10g	益智仁 20g
茵　陈 15g	栀　子 10g	夏枯草 15g	土茯苓 20g
莪　术 9g	藤梨根 20g	陈　皮 10g	炒三仙 各10g
黄　芪 30g	太子参 15g	山萸肉 15g	甘　草 6g

复诊与转归：2012 年 4 月因右腹痛复查血常规、肿瘤标志物、肠镜均未见异常，患者未诉明显不适，舌淡红苔薄，脉缓。上方去栀子、夏枯草、藤梨根、山萸肉，加生薏苡仁 20g、半枝莲 20g、白芍 12g、延胡索 10g、徐长卿 15g。后定期复查血常规、生化功能、肿瘤标志物、肠镜等，均无殊。期间患者体重呈增长趋势。至 2014 年 6 月最后一次复诊，患者未诉明显不适，生存期已 4 年半。

分析与体会：本案老年男性，降结肠癌术后，化疗后，继发肝转移

术后，结合症状考虑脾胃气虚为本，邪毒传变，肝胆湿热，耗伤阴津，故以白术、山药、枳壳、益智仁健脾益气、温肾摄唾、理气和胃，茵陈、栀子、夏枯草清利肝胆湿热、平肝散结解毒，土茯苓、莪术、藤梨根清热解毒、散结抗癌，黄芪、太子参健脾益气，山萸肉滋补肝肾，佐以陈皮、炒三仙、甘草理气消食和中、缓和药性。复诊病情稳定，调整处方，以生薏苡仁、半枝莲清热利湿、解毒抗癌，以白芍柔肝缓急，延胡索、徐长卿活血化瘀，祛风止痛。前后调治 2 年 6 个月余，患者病情相对稳定。

师徒问对录

问：对于本案复诊应用徐长卿您是如何考虑？

答：徐长卿是风湿科祛风止痛常用药物，它还具有温经通络、解毒消肿的功效，用于本案肠癌肝转移能够通络脉、祛邪毒、消痈肿，切中病机。

问：本案初诊针对肝转移术后主要用到哪些防治思路？

答：主要从扶正培本、调整免疫功能入手，以益气健脾补肾为图本之法，以茵陈清利肝胆，以栀子清热凉血解毒，以夏枯草软坚散结。

案 63　健脾益气、清热解毒法治疗直肠癌术后、化疗后案

皮某，男性，54 岁，2009 年 3 月 25 日初诊。

主诉： 直肠癌术后 10 个月余。

现病史： 2008 年 5 月出现间断大便带血，于北京大学第一医院就诊，行肠镜检查，发现距肛门 3～4cm 处菜花样病变，考虑直肠癌。于 2008 年 7 月 25 日行经腹直肠癌切除术（Dixon 术），术后病理示：直肠中分化腺癌，病变浸润至肠壁全层达外膜，淋巴结未见癌转移。于 2008 年 8 月 4 日予 FOLFOX4 方案化疗 8 周期，后服卡培他滨（希罗达）2 疗程，2009 年 1 月停服。末次化疗时间为 2008 年 12 月。病程中 CEA、CA19－9 等均正常。后一直服中药治疗，定期复诊，目前未见疾病进展征象。

刻下症： 纳可，眠可，大便次数增多，排便困难，小便可。舌淡红，苔薄，脉弦滑。

既往史： 乙型肝炎病史。

辅助检查： 2009 年 3 月 13 日 B 超示胆囊多发息肉，余无殊。CT 示腹主动脉旁及双腹股沟多个小淋巴结。肿瘤标志物 CEA、CA19－9、CA242 等均正常。

诊断： 直肠中分化腺癌术后，化疗后。

辨证立法： 健脾益气、清热解毒。

处方：

生白术 15g	山　药 15g	枳　壳 10g	益智仁 15g
土茯苓 15g	半枝莲 20g	白　英 15g	白花蛇舌草 15g
陈　皮 10g	姜半夏 9g	炒三仙各 10g	女贞子 15g
生黄芪 30g	枸杞子 15g	夏枯草 15g	甘　草 6g

复诊与转归：2009 年 6 月 12 日于北京大学第一医院复查 CT、B 超、肿瘤标志物等均无殊。2009 年 7 月复诊患者未诉明显不适，舌淡红苔薄，脉缓。上方去半枝莲、白花蛇舌草、白英、夏枯草，加肉苁蓉 15g、生薏苡仁 20g、肉桂 3g。

其后定期于北京大学第一医院复查血常规、肝肾功能、肿瘤标志物、CT、B 超等均无殊。患者每隔 3 个月前来复诊，均未诉明显不适。至 2014 年 7 月最后一次复诊，无明显不适，生存期已超过 6 年。

分析与体会：本案中年男性，直肠中分化腺癌术后，化疗后，考虑正气不足为本，邪毒内蕴为标，故以白术、山药、枳壳、益智仁健脾益气、温肾摄唾、理气和胃，土茯苓、半枝莲、白花蛇舌草、白英清热利湿、解毒抗癌，陈皮、半夏、夏枯草燥湿健脾、平肝清热、散结解毒，生黄芪、枸杞子、女贞子益气健脾、滋补肝肾、调节免疫，佐以炒三仙、甘草和胃消食、调和药性。复诊病情稳定，以肉苁蓉、肉桂温助肾阳、补益精血。经前后调治，患者术后生存期超过 6 年。

━━━ **师徒问对录** ━━━

问：为何您诊治胃癌、肠癌都会常用到白术、山药、枳壳、益智仁？

答：因脾主运化、胃主受纳，大肠主传导糟粕，均是在脾胃气机升降的推动下完成，脾胃气虚、运化失常，邪毒停聚是共同病机，因此选药相近。

问：能否介绍您运用白术、山药、益智仁、枳壳治疗胃癌、肠癌的配伍思路？

答：白术苦温，益气健脾，兼燥湿之功，可燥脾不运化所生之水湿，生用可解大便秘结，炒用可健脾止泻。山药性平，既可补脾养胃，又可补肾涩精，兼顾脾肾，既可健脾止泻，又可补肾气，使其司开阖功能归于正常，则二便如常。白术、山药相伍补脾固肾，针对大肠癌之病本。益智仁辛温，归脾肾经，既可暖肾固经，又可温脾止泻，作用偏于脾，用于大肠癌久病脾肾虚寒疗效尤佳。枳壳功善理气宽中，行滞消胀，既可通肠腑之气滞，又可使补而不滞。四味药相伍为君，共奏补脾益肾、理气通腑之功，取治病求本之义。

案 64　健脾益气、清热解毒法治疗直肠癌术后案

杨某，男性，85 岁，2007 年 7 月 3 日初诊。

主诉：直肠癌术后 1 个月余。

现病史：患者 2007 年 3 月出现排便次数增多，大便不成形，便血。2007 年 4 月就诊于中国医学科学院肿瘤医院，行肠镜检查，活检病理示：直肠中高分化腺癌。2007 年 5 月 16 日于中国医学科学院肿瘤医院行直肠癌根治术，建议术后放疗 3 周期，患者拒绝。现为结合中医治疗前来就诊。

刻下症：乏力，下肢软，纳可，眠可，大便时干时稀，日行 2 ~ 8 次，小便调。舌淡红，苔薄白，脉弦滑。

既往史：高血压病史 10 年，胆结石病史 10 年。

诊断：直肠中高分化腺癌术后。

辨证立法：健脾益气、清热解毒。

处方：

白　术 15g	山　药 15g	枳　壳 10g	益智仁 15g
生薏苡仁 15g	莪　术 9g	半枝莲 20g	白　英 15g
黄　芪 30g	太子参 10g	荷　梗 10g	五味子 10g
补骨脂 10g	苦　参 10g	炒三仙各 10g	甘　草 6g

复诊与转归：患者服上方后，大便成形，日行 1 次，乏力较前改善，泛酸，纳眠可，舌淡红，苔薄，脉弦滑。上方调整为生白术 15g，山药 15g，枳壳 10g，薏苡仁 15g，土茯苓 15g，白英 15g，金荞麦 15g，黄芪 30g，太子参 15g，夏枯草 15g，女贞子 15g，生地 15g，陈皮 10g，栀子 10g，炒三仙各 10g，甘草 6g。

服药 2 个月后为防止耐药，女贞子换为枸杞子以益肾，金荞麦、夏

枯草换为半枝莲以清热解毒。其后患者定期复查血常规、肝肾功能、肿瘤标志物、B超、CT等均未见明显异常。

至2014年2月26日最后一次复诊，生存期已6年9个月余。

分析与体会：本案老年男性，直肠中高分化腺癌术后，故以白术、山药、枳壳、益智仁健脾益气、温肾摄唾、理气和胃，生薏苡仁、莪术、半枝莲、白英清热利湿、解毒抗癌，黄芪、太子参扶正培本，荷梗理气化湿和胃，五味子、补骨脂敛肺涩肠，苦参清热燥湿。荷梗、五味子、补骨脂、苦参四药配伍共奏止泻之功，调整胃肠功能。佐以炒三仙、甘草和中消食、调和诸药。复诊大便已成形，又因泛酸等，予以栀子、夏枯草清热平肝。经前后调治，患者术后生存期已经近7年。

———— 师徒问对录 ————

问：能否介绍下您治疗肠癌合并腹泻的思路？

答：腹泻主要病机包括脾肾不足和湿热内蕴，许多化疗、靶向药物都会有腹泻的不良反应，当然也有素体阳虚而患寒湿腹泻者。治疗上主要从益气健脾、补肾固摄、理气化湿、清热燥湿等考虑。

问：请简要介绍您选用荷梗的经验。

答：荷梗气味甘淡，性质平和，既能解暑清热，又善于理气化湿、宽胸和胃，常用于治疗泄泻痢疾、胸闷不舒和胎动不安等。其之所以具有止泻之功主要在于能够化湿，而其化湿功能在于其兼能理气的特点，所谓气行湿自去。

案65 健脾益肾、清热解毒法治疗直肠癌术后、化疗后案

岳某，女性，61 岁，2012 年 11 月 7 日初诊。

主诉：发现直肠癌 1 年余，术后 11 个月。

现病史：患者 2011 年 6 月因出现肉眼血便，自认为是痔疮，未进行系统检查。后于 2011 年 12 月 6 日于当地医院行直肠镜检查示：直肠癌。于 2011 年 12 月 16 日行经腹直肠癌切除术（Dixon 术），盆腔未及肿大淋巴结，术后病理示：直肠乳头状管状腺癌，肿物大小 3cm×2cm。术后化疗 6 次，末次化疗时间为 2012 年 6 月 12 日。

刻下症：肛周、会阴部瘙痒，神疲乏力，纳可，眠差，大便成形、日行 3～4 次、量少，小便可。舌淡红苔薄，脉弱。

既往史：2005 年行子宫切除术。

辅助检查：2012 年 3 月 26 日查肿瘤标志物，CEA 6.64μg/L；血常规中 WBC 3.2×10^9/L。2012 年 10 月复查肿瘤标志物及血常规无殊。

诊断：直肠乳头状管状腺癌术后，化疗后。

辨证立法：健脾益肾、清热解毒。

处方：

白　术 15g	山　药 15g	枳　壳 10g	益智仁 20g
半枝莲 20g	土茯苓 20g	生薏苡仁 20g	仙鹤草 15g
陈　皮 10g	炒三仙各 10g	茯　苓 15g	黄　芪 30g
太子参 15g	枸杞子 15g	女贞子 15g	白豆蔻 5g
肉　桂 3g	甘　草 6g		

复诊与转归：服药 2 个月后第 1 次复诊，患者诉乏力较前改善，眠安，大便日行 3～4 次、成形，舌淡红苔薄，脉缓。辅助检查：肿瘤标志物、B 超等未见异常。前方去半枝莲、仙鹤草、茯苓、白豆蔻，加僵

蚕 15g、白英 15g、白芍 12g、五味子 10g。

2013 年 5 月复诊，患者诉再次出现会阴瘙痒，腹部隐痛，偶有咳嗽，余无明显不适，舌淡红，苔薄，脉缓。复查无殊。上方调整为白术 15g，山药 15g，枳壳 10g，益智仁 20g，土茯苓 20g，仙鹤草 15g，藤梨根 15g，莪术 9g，陈皮 10g，炒三仙各 10g，黄芪 30g，太子参 15g，沙参 10g，枸杞子 15g，紫苏梗 10g，甘草 6g。

至 2014 年 4 月 23 日最后一次复诊，患者诉症状较前改善，定期复查无明显异常，未见疾病进展征象。

分析与体会： 本案直肠乳头状管状腺癌术后，化疗后，结合症状考虑气阴两虚、脾胃不和，湿热浊毒内蕴，故以白术、山药、枳壳、益智仁健脾益气、温肾摄唾、理气和胃，半枝莲、土茯苓、生薏苡仁、仙鹤草清热利湿、解毒抗癌，黄芪、太子参、枸杞子、女贞子、肉桂扶正培本、健脾益气、滋补肝肾、阴阳双补，白豆蔻、陈皮、茯苓化湿行气、健脾和胃，佐以炒三仙、甘草助运消导、缓和药性。复诊症情好转，调整抗癌解毒药物，以白芍、五味子柔肝养阴生津，后因会阴瘙痒、腹部隐痛，以紫苏梗理气止痛，以土茯苓、藤梨根等清热利湿。前后调治 1 年 5 个月余，患者病情相对稳定。

师徒问对录

问： 我们看到您治疗肠癌处方配伍规律性较强，补脾益肾、清肠消癖、解毒抗癌、和胃助运是通用之法，能否简单介绍白术、山药、枳壳、益智仁以外其他核心的常用药物的配伍思路？

答： 黄芪甘温，归脾肺经，功能健脾益气、升举清阳、生津养血，可疗肠癌日久脾胃气虚之肛门坠胀、气虚乏力、食少便溏等症。太子参益气养阴，女贞、枸杞子补益肝肾，女贞子合黄芪取贞芪扶正之意，气阴俱补，且经现代药理研究证实女贞子有抗癌之功。四药相伍，共同发挥养阴益气之功。藤梨根酸凉，清热解毒，可用于各种癌症，尤其对于胃肠道肿瘤等现代药理研究证实其有抗癌之功；仙鹤草善于止泻，补虚扶正之良药也，且临床药理研究证实其具有抗肿瘤的功效；诸药相伍为臣，一方面助君药以补脾益肾扶助正气，另一方面解毒抗癌以清肠消癖，标本兼顾。炒山楂、炒神曲、炒麦芽同用，顾护胃气，健胃消食，则从肠腑上游减轻大肠负担。陈皮辛、苦、温，归脾、肺经，功效理气健脾、燥湿化痰，脾胃得健则食积痰湿无所遁形，合枳壳理气之功使益气药补而不滞，通补而起效。陈皮与炒三仙共用为佐药。甘草用为佐使之药，一方面顾护脾胃以助扶正之力，另一方面调和药性以助全方药效发挥。

案 66 健脾益肾、清热解毒法治疗直肠癌术后、放疗后案

张某，女性，45 岁，2011 年 12 月 7 日初诊。

主诉：发现直肠癌 3 个月，术后 2 个月。

现病史：患者 2011 年 9 月中旬因腹痛就诊于中日友好医院，行肠镜检查见距肛门 10cm 处隆起肿物，活检病理示：腺癌。2011 年 9 月 27 日行 PET – CT 示：直肠近直乙交界处可见放射性摄取增高灶，PET – CT 示长约 4.4cm，管腔狭窄，最后处约 1.7cm；双肺散在小结节，未见代谢增高，部分小结节性质待定。肿瘤标志物 CEA、CA19 – 9 等均未见异常。2011 年 9 月 28 于中国医学科学院肿瘤医院行腹腔辅助直乙交界癌切除术，术后病理示：直肠局限溃疡型高分化腺癌，侵透肌层达直肠旁脂肪，切缘未见癌，淋巴结 0/20。免疫组化 MLH1（＋＋），MSH2（＋），MSH6（＋＋＋）。术后行 25 次放疗，2011 年 12 月 2 日结束。拟行化疗。现为求中医治疗前来就诊。

刻下症：进食后胃部不适，纳差，眠可，大便次数多，日行 5 ~ 6 次，成形。月经提前 10 余天。舌略暗苔薄，脉弱。

诊断：直肠腺癌术后，放疗后，化疗中。

辨证立法：健脾益肾、清热解毒。

处方：

白　术 15g	山　药 15g	枳　壳 10g	益智仁 20g
土茯苓 20g	生薏苡仁 20g	半枝莲 20g	莪　术 9g
陈　皮 10g	炒三仙各 10g	黄　芪 30g	太子参 15g
石　斛 15g	女贞子 15g	枸杞子 15g	甘　草 6g
生　姜 3 片	大　枣 5 枚		

复诊与转归：2012 年 2 月复诊患者诉化疗后 WBC 2.8×10^9/L，化

疗后出现乏力，头晕，自汗，纳少，大便次数增多，舌暗苔薄，脉弱。上方去山药、半枝莲、石斛、女贞子，加当归10g、鸡血藤15g、肉桂5g、紫苏梗10g、山萸肉15g。

2012年5月28日患者于中日友好医院查肠镜，考虑放射性肠炎，患者出现腹痛、便血，大便日行7～8次，纳差。汤药调整为白术15g，山药15g，枳壳10g，陈皮10g，炒三仙各10g，黄芪30g，太子参15g，土茯苓20g，生薏苡仁20g，蒲公英15g，枸杞子15g，芡实15g，白豆蔻5g，甘草6g，槐花炭15g，生地炭15g，仙鹤草15g，草河车15g。

2个月后复诊，患者诉便血较前缓解，腹痛好转，纳可，舌淡红，苔薄，脉缓较前有力。至2014年3月26日最后一次复诊，患者复查肿瘤标志物、血常规无明显异常，肠镜、CT等大致同前，病情较平稳。

分析与体会： 本案直肠腺癌术后，放疗后，化疗中，考虑脾肾两虚为本，脾胃气机不畅、湿浊邪毒内蕴为标。故以白术、山药、枳壳、益智仁健脾益气、温肾摄唾、理气和胃，半枝莲、土茯苓、生薏苡仁、莪术清热利湿、活血消癥、解毒抗癌，黄芪、太子参、石斛、枸杞子、女贞子扶正培本、益气养阴、健脾滋肾，佐以陈皮、炒三仙、甘草、生姜、大枣和胃理气、消导助运、调和气血、缓和药性。复诊化疗后不良反应明显，体质虚弱、骨髓抑制，以当归、鸡血藤补血养血，肉桂、山萸肉阴阳双补，补肾生髓，紫苏梗和胃理气。2012年5月肠镜提示放射性肠炎，腹痛、腹泻、便血，故急则治标，在益气健脾和中、抗癌解毒基础上，加用芡实健脾止泻，白豆蔻化湿理气，槐花炭、生地炭凉血止血，仙鹤草止泻固脱，草河车清热解毒。前后调治2年3个月余，患者病情相对稳定。

师徒问对录

问： 能否介绍除放射性肠炎之外放疗常见并发症的用药经验？

答： 中医认为放射线是热毒，热毒可以伤阴耗气，损伤脏腑经络。临床常用沙参、麦冬、石斛、银花、菊花等养阴清热中药，来减轻头颈部放疗引起的口干舌燥、咽喉肿痛等症状；用穿山甲、赤芍、莪术、昆布、夏枯草等消癥散结中药，来防治放射性肺炎、肺纤维化；用全瓜蒌、枳壳、黄芪、当归、赤芍、鸡血藤等宽胸利气、益气活血中药防治心肌损伤。同时中医药对放疗有一定的增效作用，如黄芪、太子参、山药、桃仁、红花、丹参、鸡血藤等益气活血中药，可强化食管癌、鼻咽癌等放疗效果，延长生存期。

案67 健脾益肾、清热解毒法治疗直肠癌术后多发腹腔转移放、化疗后案

魏某，男性，52 岁，2013 年 10 月 16 日初诊。

主诉：直肠癌术后 4 年余，多发腹腔转移 1 年余。

现病史：2008 年 11 月患者因直肠癌在当地医院行"直肠癌经腹会阴联合切除术"，术后病理示：中分化管状腺癌，侵及浆膜外，淋巴结（3/4）见癌转移，术后化疗 3 周期。此后定期复查。2012 年 5 月体检发现右上腹腹腔肿块，行 MRI 示：右肝及肝肾间隙多发占位，肝转移可能，右肾及肾上腺受累可能。行 PET－CT 示：右侧盆腔内多发淋巴结肿大，肿瘤转移可能大；肝右叶小囊肿；全身多发骨对称性弥漫性代谢增高，考虑骨髓反应性增生改变。行右盆腔淋巴结病灶 γ-刀放疗 12次，末次 2012 年 7 月 17 日。此后服中药治疗。患者右下肢逐渐出现肌肉萎缩，运动感觉障碍。2013 年 5 月始行化疗 4 周期，末次 10 月 10日。间断服用卡培他滨（希罗达）至今。

刻下症：右下肢麻凉疼，影响睡眠，活动受限，纳可，嗳气，大便正常。舌略暗，苔厚，脉细。

辅助检查：2013 年 4 月 18 日查肿瘤标志物，AFP 2.5μg/L，CA19－9 72.77kU/L，CA125 6.3kU/L，CEA 2μg/L，CA15－3 3.3kU/L。2013年 10 月 11 日查肿瘤标志物，AFP 15μg/L，CA19－9 230.04kU/L，CEA 7.77μg/L，CA125 5.7kU/L，CA153 4.2kU/L。2013 年 9 月 5 日查盆腔MRI：①原直肠癌术后盆腔淋巴结转移放疗后复查见右侧盆腔内后侧髂腰肌前方软组织增厚，范围较前稍缩小；②右侧臀部信号异常，考虑呈炎性病变；③骶管囊肿 2.7cm×1.5cm。

诊断：直肠中分化管状腺癌术后，多发腹腔转移，γ-刀治疗后，化疗后，靶向治疗中。

辨证立法：健脾益肾、清热解毒。

处方：

白　术 15g	山　药 15g	枳　壳 10g	益智仁 20g
土茯苓 20g	生薏苡仁 20g	莪　术 9g	僵　蚕 15g
陈　皮 10g	炒三仙各 10g	黄　芪 30g	太子参 15g
女贞子 15g	鸡血藤 15g	柴　胡 10g	白　芍 12g
乌　药 15g	怀牛膝 15g	甘　草 6g	

复诊与转归：2014 年 5 月 6 日于当地医院行胃癌根治术，胰体尾、脾切除术，术后病理：胃低分化腺癌，胰浸润，淋巴结 11/37。2014 年 6 月 23 日腹部 CT 示：肝右叶占位。2014 年 6 月最后一次复诊患者乏力，消瘦，右腿痛，大便少，需服羟考酮（奥施康定）。方药调整为：白术 15g，山药 15g，枳壳 10g，益智仁 20g，柴胡 12g，白芍 12g，郁金 10g，延胡索 9g，陈皮 10g，炒三仙各 10g，黄芪 30g，当归 10g，生地 12g，肉桂 5g，土茯苓 20g，生薏苡仁 20g，半枝莲 20g，藤梨根 15g，甘草 6g。

分析与体会：本案直肠中分化管状腺癌术后 4 年，发现多发腹腔转移 1 年，虽然经过多种疗法综合治疗，但仍预后不良，考虑正气不足为本，邪毒内蕴为标，兼夹络脉不通，故以白术、山药、枳壳、益智仁健脾益气、温肾摄唾、理气和胃，土茯苓、生薏苡仁、莪术、僵蚕清热利湿、活血消癥、解毒抗癌，黄芪、太子参、女贞子扶正培本、益气养阴、健脾滋肾，以鸡血藤、牛膝养血活血、通络止痛，四逆散化裁，配伍乌药疏肝解郁、温阳行气，佐以陈皮、炒三仙、甘草和胃理气、消导助运、缓和药性。后又行胃癌根治术，胰体尾、脾切除术，正气虚衰，调整扶正培本、抗癌解毒药物，前后调治 9 个月余。

—— 师徒问对录 ——

问：能否简介您运用乌药的经验？

答：乌药行气止痛、温肾散寒。《本草分经》云其"上入脾肺，下通膀胱、肾，能疏胸腹邪逆之气。凡病之属气者皆可治，顺气则风散；理气则血调"。本案中用乌药和四逆散配伍运用，因腹腔广泛转移，故以乌药促进中焦、下焦气机舒畅，此外现代药学研究证实乌药可使在位肠肌收缩加强，增加消化液的分泌。乌药正己烷提取物及乌药烯都具保肝作用。乌药有抑制 S180 肉瘤的作用。其挥发油还有缓解肌肉痉挛性疼痛的作用。故也常用于调整脾胃功能、保护肝功能、止痛等。

问：鸡血藤、牛膝在本案中是否主要针对下肢经络不通？

答：鸡血藤、牛膝活血通络力强，对于周围神经病变、术后淋巴回流障碍引起的上肢或下肢肢体肿胀、化疗后骨髓抑制等都有较好效果。

案 68　益气健脾、疏肝理气法治疗直肠癌术后肝转移术后、化疗中案

吴某，女性，52 岁，2011 年 12 月 15 日初诊。

主诉：直肠癌术后 5 年，肝转移术后 5 个月。

现病史：患者于 2006 年因直肠癌于当地医院行"直肠癌根治术"，术后未行放、化疗。2011 年 6 月底复查肿瘤标志物：CEA 24.44μg/L。遂行全腹 CT：发现肝占位，为进一步确诊，于中国人民解放军空军总医院（现空军特色医学中心）行 PET – CT 示：直肠癌术后 5 年复查，肝右叶下段包膜下高代谢转移瘤，中心部坏死，余（－）。于 2011 年 7 月 5 日在中国人民解放军总医院行"肝脏七段肿瘤切除术"，术后病理：肝脏内见黏液腺癌浸润，大小 4cm×3.5cm×2.5cm。术后建议"FOLFOX"方案化疗 12 周期，于 2011 年 8 月 22 日至 2011 年 12 月 15 日已行 7 周期化疗。

刻下症：失眠，乏力，肝区隐痛，纳差，化疗期间大便干结，结束后好转，舌淡红，有齿痕，脉弱。

辅助检查：2011 年 12 月 6 日 CA125 12.25kU/L，CA19 – 9 4.19kU/L，CEA 8.87μg/L，CA72 – 4 20.98kU/L。

诊断：直肠癌术后，肝脏黏液腺癌转移术后，化疗中。

辨证立法：益气健脾、疏肝理气。

处方：

白　术 15g	山　药 15g	枳　壳 10g	益智仁 20g
柴　胡 10g	白　芍 12g	陈　皮 10g	姜半夏 9g
半枝莲 20g	土茯苓 20g	炒三仙各 10g	白　英 15g
藤梨根 20g	黄　芪 30g	太子参 15g	枸杞子 15g
甘　草 6g	生　姜 3 片	大　枣 5 枚	

复诊与转归： 服药 2 个月后复诊，复查 CEA、CA19 – 9、CA72 – 4 等肿瘤标志物无殊，血常规、肝肾功能无殊，上方去姜半夏、白英、半枝莲、藤梨根，加生薏苡仁 20g、莪术 9g、金荞麦 15g。

2012 年 5 月完成 7 周期化疗后停止化疗。坚持中药维持治疗。定期复查血常规、生化功能、肿瘤标志物，胸、腹部 CT 等均未见明显异常。

至 2014 年 6 月 19 日最后一次复诊，患者纳可，仍感轻度乏力，无腹痛，余无明显不适。舌淡红苔薄，脉缓。生存期超过 8 年。

分析与体会： 本案直肠癌术后，肝脏黏液腺癌转移术后，病位主要在大肠、肝、脾，正气内虚、肝郁脾虚、邪毒内蕴为主要病机，故治疗以白术、山药、枳壳、益智仁健脾益气、温肾摄唾、理气和胃，四逆散化裁以疏肝理气，陈皮、半夏燥湿健脾、化痰散结，土茯苓、半枝莲、藤梨根、白英清热利湿、解毒抗癌，黄芪、太子参、枸杞子扶正培本、益气养阴、健脾滋肾，佐炒三仙、甘草、生姜、大枣和胃理气、消导助运、缓和药性。复诊主要调整抗癌解毒药物。经前后调治，患者术后生存期超过 8 年，病情稳定。

── **师徒问对录** ──

问： 能否介绍您对于肠癌常见症状的用药思路？

答： 大肠癌脾肾两虚、癌毒内盛者，症见腹泻，大便次数增多，便质多稀溏，乏力，精神稍差，小便可或次数多，舌暗苔白，脉细或弱或见弦象者。老年患者伴见大便干结，需泻药维持大便加肉苁蓉、生地、决明子补虚润肠通便，厚朴以理气通腑；久病，大便不爽、次数多加补骨脂、五味子、肉豆蔻、山萸肉以温肾暖脾、涩肠止泻；腹痛、里急后重明显加木香、砂仁、大腹皮以理气止痛；大便带血加地榆炭、槐花炭、仙鹤草以凉血止血，三七粉以化瘀止血；怕冷明显、易感冒加防风，合黄芪、白术取玉屏风散之意；肩背痛、胁肋痛加柴胡、赤芍、延胡索以理气止痛；头晕，大便不爽加升麻以升举清阳；胸闷明显加瓜蒌、薤白、半夏、紫苏梗以理气化痰宽胸；睡眠差加酸枣仁以养血安神；血细胞计数低加赤芍、鸡血藤、何首乌以滋阴补血。

案 69　益气养阴、调补肝肾、抗癌解毒法治疗右肾透明细胞癌术后案

白某，男性，52 岁，2011 年 7 月初诊。

主诉：肾癌术后半月。

现病史：患者 2011 年 7 月 13 日体检 B 超示右肾占位，于北京大学第三医院 CT 示右肾占位，大小 46mm×62mm×47mm，考虑肾癌可能性较大。遂于 2011 年 7 月 16 日于北京大学人民医院行腹腔镜下肾癌根治术，术后病理示右侧肾脏透明细胞癌 II 级（4.5cm×4cm×2cm），部分区域侵及被膜紧邻肾周脂肪囊，局灶紧邻肾盂。

刻下症：自汗，乏力，嗳气，无泛酸，纳可，眠差，大便一日 3 次、偏稀，小便略频，口干，舌深红苔薄黄，脉细结代。

既往史：高血压病史 5 年，乙型肝炎病史 20 年，心律不齐病史 30 余年。

诊断：右肾透明细胞癌术后 $T_{1b}N_0M_0$。

辨证立法：益气养阴、调补肝肾、抗癌解毒。

处方：

熟　地 15g	砂　仁 3g	山萸肉 15g	茯　苓 20g
丹　皮 10g	泽　泻 10g	枸杞子 15g	菊　花 10g
土茯苓 20g	龙　葵 15g	白　英 15g	夏枯草 15g
黄　芪 30g	太子参 15g	麦　冬 10g	五味子 10g
甘　草 6g	生　姜 3片	大　枣 5枚	

复诊与转归：2011 年 9 月复诊，干扰素配合中药治疗 2 个月，现纳可，二便调，无明显腰部不适，偶有腹胀，舌淡红，苔薄，脉细。处方减菊花、龙葵、白英、夏枯草，加白花蛇舌草 15g、僵蚕 15g、莪术 9g、肉桂 5g。

2012年11月复诊，复查结果无特殊病变，亦无明显不适，舌淡红，苔薄黄，脉缓。处方：熟地15g，砂仁3g，山萸肉15g，茯苓20g，山药15g，土茯苓20g，白英15g，莪术9g，仙鹤草15g，陈皮10g，炒三仙各10g，白术15g，黄芪30g，女贞子15g，决明子10g，白豆蔻5g，甘草6g。

2014年3月最后一次复诊，肝肾B超正常，血常规正常，肝肾功能正常，只有早起轻微干咳症状。

分析与体会： 本案右肾透明细胞癌术后，临床症状相对较多，自汗、乏力、大便一日3次偏稀、小便略频，为肺、脾、肾三脏亏虚，以气虚为主，口干、眠差为阴虚内热、津液内耗、心神失养之兆，嗳气为中焦脾胃气机升降失常，考虑肺、脾、肾气阴两虚为本，邪毒内蕴为标，故以杞菊地黄丸减山药加砂仁，滋补肝肾、化湿行气，土茯苓、龙葵、白英、夏枯草清热利湿、抗癌解毒，生脉散配伍黄芪益气养阴、扶正培本，佐以甘草、生姜、大枣调和气血、调和脾胃、调和药性。复诊调整抗癌解毒药物，并以肉桂温助肾阳，与全方配伍阴阳双补。前后调治2年6个月余，患者病情稳定，生活质量较高。

师徒问对录

问： 请简介您对肾癌病机的认识。

答： 本病多因肾气亏虚，湿热邪毒蕴结入里，病位在肾，涉及肝、脾，其核心病机为肾虚毒蕴，治疗当补肾益气，兼以祛邪。如《证治准绳》所云："大抵诸腰痛，皆起肾虚……唯补肾为先，而后随邪之所见者以施治，标急则治标，本急则治本，初痛宜疏邪滞，理经遂，久痛宜补真元，养血气。"

问： 请问您配伍运用砂仁的主要思路是什么？

答： 砂仁归脾、胃经，主要功效为化湿、行气、温中、安胎。现代药学证实其有抗应激性溃疡的作用；砂仁水提液可加强离体回肠管的节律性运动，使其收缩幅度增大；砂仁还有促进胃肠蠕动的作用。砂仁用于肾癌患者，配合调补肾阴药物，如熟地、山萸肉等，防止补药滋腻，同时其化湿行气和中的作用能够促进药物的运化吸收。

案 70 健脾补肾、抗癌解毒法治疗左肾透明细胞癌术后案

曹某，女性，54 岁，2013 年 12 月初诊。

主诉： 左肾癌术后 20 天。

现病史： 患者 2013 年 11 月体检时发现"左肾占位"，遂就诊于北京大学第三医院，查泌尿系 CT 示"左肾上部及后部占位，5.3cm×5.2cm×5.3cm，肾癌可能较大"，2013 年 12 月于中国人民解放军海军总医院（现中国人民解放军总医院第六医学中心）行"根治性左肾切除术"，术后病理显示"左肾上极透明细胞性肾细胞癌"。术后建议行干扰素治疗。

刻下症： 气短，乏力，心悸，大便不成形，完谷不化，舌稍暗，苔薄黄，脉弱。

诊断： 左肾上极透明细胞癌术后。

辨证立法： 益肾健脾、益气养阴、抗癌解毒。

处方：

熟　地 12g	砂　仁 3g	山萸肉 15g	丹　皮 6g
茯　苓 15g	白　术 15g	龙　葵 15g	土茯苓 20g
生薏苡仁 20g	莪　术 9g	陈　皮 10g	炒三仙各 10g
黄　芪 30g	太子参 15g	麦　冬 10g	五味子 10g
煅牡蛎 20g	益智仁 20g	甘　草 6g	

复诊与转归： 2014 年 2 月复诊，未经过西医其他治疗，近 20 天胃痛，腹胀，舌淡红，苔薄黄，脉弱。处方：木香 10g，砂仁 3g，陈皮 10g，炒三仙各 10g，柴胡 12g，白芍 12g，枳壳 10g，延胡索 9g，白术 15g，土茯苓 20g，薏苡仁 20g，乌药 15g，黄芪 30g，太子参 15g，煅牡蛎 20g，益智仁 20g，白英 15g，苦参 12g，甘草 6g，生姜 3 片，大枣

5 枚。

2014 年 5 月最后一次复诊，胃痛消失，患者无明显不适。

分析与体会：本案中年女性，左肾上极透明细胞癌术后，结合症状考虑脾肾亏虚、气阴不足为本，邪毒内蕴为标，故治疗以六味地黄丸减山药加砂仁，滋补肝肾、化湿行气，生脉散配伍黄芪益气养阴、扶正培本，益智仁温补脾肾、开胃摄唾，土茯苓、生薏苡仁、龙葵、莪术清热利湿、活血消癥、抗癌解毒，煅牡蛎收敛止泻，佐以陈皮、炒三仙、甘草调和脾胃、调和药性。复诊出现胃痛，腹胀考虑气机郁滞，给予香砂六君子汤合四逆散，疏肝健脾、和胃理气，配伍乌药理气止痛，延胡索化瘀定痛，一气一血，通则不痛。前后调治近半年，患者病情稳定。

---- **师徒问对录** ----

问：请您简要介绍肾癌的辨病论治思路。

答：辨病选药常用熟地、山萸肉、山药、茯苓，或径用六味地黄丸，熟地滋阴补肾、填精益髓为君，山萸肉补养肝肾，并能涩精，山药补益脾阴，亦能固精，共为臣药，三药配伍肝脾肾兼顾，泽泻利湿泄浊，并防养阴药滋腻恋邪，丹皮清热凉血，制约山萸肉之温涩，茯苓淡渗脾湿，助泽泻之渗利，助山药之健运，防脾胃之壅塞。对于胃纳较差者，再加砂仁行气调中醒脾，更防熟地之壅塞，对于湿热较重者，常选用瞿麦、萹蓄、龙葵、仙鹤草，清热通淋、利湿泄浊，仙鹤草凉血败毒，既有抗癌之功效，又能对症治疗尿血等症状，亦能补虚。

问：请您简要介绍您选用生脉散的对应病证。

答：生脉散主要用于心肺气阴两虚的患者，症见心慌、汗出、气短、口干、乏力等。也可以用于放、化疗后，内热伤阴耗气，出现放射性肺炎者或用于改善化疗所致的心脏毒性。

案71 益肾健脾、抗癌解毒法治疗左肾透明细胞癌术后多脏器占位性病变案

周某，男性，55岁，2012年1月初诊。

主诉： 左肾癌术后8年。

现病史： 2003年患者行左肾透明细胞癌手术（左肾切除），2006年右肾肿物切除。2011年7月第四军医大学西京医院胸部CT示：左下肺结节。随访3个月，未见左下肺结节明显改变。2011年10月中国人民解放军总医院腹部CT显示：肝左叶有一个直径约1.4cm大小的肿物，考虑占位性病变；右肾、胰尾及左肾上腺占位；瘤栓于下腔静脉形成。

刻下症： 未见明显不适，二便调，舌淡红苔薄黄，脉缓。

辅助检查： AST 63U/L，ALT 58U/L

诊断： 左肾透明细胞癌术后，右肾占位，肝占位，胰尾及左肾上腺占位，左下肺结节。

辨证立法： 益肾健脾、抗癌解毒。

处方：

熟　地 15g	砂　仁 3g	山萸肉 15g	茯　苓 20g
丹　皮 6g	泽　泻 10g	山　药 15g	土茯苓 20g
龙　葵 15g	金荞麦 15g	白　英 15g	黄　芪 30g
太子参 15g	白　术 15g	益智仁 20g	女贞子 15g
甘　草 6g			

复诊与转归： 2012年6月复诊，AST 50U/L，ALT 40U/L，BUN 2.62mmol/L（7.35mg/dl），尿酸（UA）509μmol/L，CT示左肺下结节较前缩小，余同前。现左下肾区疼痛，腹痛，大便可，舌淡红，苔薄，

脉弱。处方：熟地15g，砂仁3g，山萸肉15g，茯苓20g，丹皮6g，山药15g，茯苓15g，土茯苓20g，陈皮10g，金荞麦15g，白英15g，莪术9g，黄精15g，当归10g，狗脊15g，益智仁20g，炒三仙各10g，甘草6g。

2013年1月复诊，肝肾功能及血常规正常，眠差，易怒，纳可，二便可，舌淡红，苔薄黄，脉弱。处方：熟地15g，砂仁3g，丹皮6g，泽泻10g，山萸肉15g，茯苓20g，山药15g，白英15g，莪术9g，僵蚕15g，陈皮10g，炒三仙各10g，白术15g，黄芪30g，炒杜仲6g，太子参15g，川芎10g，甘草6g。

2013年7月复诊，咳嗽，咽干，大便正常，血常规及肝肾功能正常，舌稍暗，苔黄厚，右脉滑左脉弱。处方：熟地15g，砂仁3g，山萸肉15g，山药15g，土茯苓20g，枸杞子15g，女贞子15g，陈皮10g，炒三仙各10g，薏苡仁20g，龙葵15g，莪术9g，黄芪30g，太子参15g，白术15g，肉桂5g，益智仁20g，甘草6g。

2014年6月最后一次复诊，血常规正常，肝肾功能正常，生存期已超过11年。

分析与体会： 本案左肾透明细胞癌术后，右肾占位，肝占位，胰尾及左肾上腺占位，左下肺结节，一方面考虑先天禀赋不足，体质因素，致积聚丛生；另一方面考虑正气不足，气血阴阳失调，脏腑功能异常而成癥瘕。就诊时无特殊症状，从脾肾论治图本，配合抗癌解毒从标。治以六味地黄丸加砂仁，滋补肝肾、化湿行气，四君子汤配伍黄芪益气健脾，女贞子滋补肝肾，益智仁温补脾肾、开胃摄唾、兼能抗癌，土茯苓、龙葵、金荞麦、白英清热利湿、抗癌解毒，复诊肝功能好转，肺部结节缩小，继予前法将息，调整扶正培本、抗癌解毒药物。患者生存期超过11年，病情相对稳定。

━━━ 师徒问对录 ━━━

问： 本案多脏器占位性病变，一般医生多强调散结解毒，而您却以扶正培本为主，能否简要介绍原因？

答： 所谓"养正积自除"，患者虽然多器官占位，但两经手术治疗，正气不足，且标实证未出现明显临床症状，故以少量清热利湿、抗癌解毒，配合大队健脾、补肾、滋阴助阳药物治疗，从改善脏腑自身阴阳平衡着眼。

问： 能否简述您论治肾癌主方的方义？

答： 论治肾癌多以六味地黄丸化裁，用治证为脾肾不足、湿邪癌毒内盛者。肾癌发病与肾、膀胱、脾、肝等脏腑密切相关。腰为肾之府，肾与膀胱互为表里；肾主水，脾主水湿之运化。本病起因多由房劳太过、损伤肾气，或饮食失调、脾失健运、或年老体衰、肾虚不足，或起居不慎，身形受寒，邪气自外乘之，以致水湿不化，脾肾两伤，湿毒内生，积于腰府。久而气滞血瘀，凝聚成积块。治以补脾益肾为主，辅以抗癌利湿解毒。方中熟地黄滋阴补肾，填精益髓，生黄芪味甘性微温，功能补脾肺之气，尚有利尿消肿、祛风运毒之效，二者合用，脾肾气阴俱补，共为君药。山药补益脾阴，亦能固肾；山萸肉补肾涩精；砂仁芳香醒脾，为静中动药，防熟地滋腻碍脾，为常用药对；白术补脾燥湿，合砂仁健脾助运化，合黄芪有玉屏风散意，固表益卫，诸药合用补中有行，动中寓静，共为臣药。泽泻利湿泄肾浊，亦能减地黄之滋腻；茯苓淡渗脾湿，助山药、白术健运，合泽泻共泄肾浊，助真阴得复其位；土茯苓功能清热利湿解毒；龙葵功能清热解毒、利水除湿；炒三仙消食健脾，固护后天，为佐药。甘草补脾益气、调和诸药，功兼佐使。全方配伍严谨，思路清晰，补虚扶正为主，兼以抗癌解毒，补中寓行，静中有动，先后天同治，共奏补益脾肾、解毒祛湿之功。

案72 益肾健脾、抗癌解毒法治疗右肾癌术后案

陈某，男性，67 岁，2009 年 8 月初诊。

主诉：右肾癌术后 2 个月余。

现病史：患者 2009 年 5 月出现腰痛，血尿，到首都医科大学附属北京友谊医院就诊。B 超示右肾占位。于 2009 年 5 月行右肾切除术，术后病理不详。术后给予重组人干扰素 α-2b 注射液（甘乐能）治疗至今。

刻下症：乏力，纳可，眠差，夜尿 2~3 次，大便可，舌淡红，脉弱。

既往史：高血压病史，现血压控制可。

诊断：右肾癌术后，干扰素治疗。

辨证立法：益肾健脾、抗癌解毒。

处方：

熟　　地 15g	砂　仁 3g	山萸肉 15g	茯　苓 20g
山　　药 15g	覆盆子 15g	土茯苓 20g	龙　葵 15g
白　　英 15g	莪　术 9g	黄　芪 30g	太子参 15g
白　　术 15g	女贞子 15g	肉　桂 5g	炒三仙各 10g
甘　　草 6g			

复诊与转归：2009 年 9 月复诊，停干扰素，现胸闷，纳可，大便可，其余检查正常，舌淡红，脉较前有力。处方：熟地 15g，砂仁 3g，山萸肉 15g，赤芍 12g，山药 15g，覆盆子 15g，土茯苓 20g，龙葵 15g，白花蛇舌草 15g，草河车 15g，黄芪 30g，太子参 15g，白术 15g，女贞子 15g，肉桂 5g，炒三仙各 10g，甘草 6g。

2009 年 11 月复诊，偶有左胸前不适，胸闷不明显，舌略暗，脉

缓。处方：熟地 15g，砂仁 3g，山萸肉 15g，茯苓 20g，山药 15g，泽泻 10g，土茯苓 15g，龙葵 15g，薏苡仁 20g，僵蚕 15g，陈皮 10g，炒三仙各 10g，白术 15g，黄芪 30g，枸杞子 15g，甘草 6g。

2010 年 7 月复诊，血常规及肝肾功能正常，无明显不适，纳可，二便调，舌稍暗，苔黄厚，右脉滑，左脉弱。处方：熟地 15g，砂仁 3g，山萸肉 15g，山药 15g，丹皮 10g，茯苓 15g，土茯苓 20g，女贞子 15g，薏苡仁 20g，炒三仙各 10g，金荞麦 15g，草河车 15g，黄芪 30g，沙参 10g，白术 15g，枸杞子 15g，甘草 6g。

2011 年 7 月复诊，肿瘤标志物正常，肌酐、血常规正常，无明显不适，纳可，小便正常，舌淡红，苔薄，脉略弦。处方：熟地 15g，砂仁 3g，茯苓 15g，山萸肉 15g，丹皮 10g，泽泻 10g，山药 15g，金荞麦 15g，白花蛇舌草 15g，莪术 9g，土茯苓 20g，陈皮 10g，炒三仙各 10g，黄芪 30g，白术 15g，枳壳 10g，甘草 6g。

2012 年 2 月复诊，肝肾功能正常，B 超无特殊表现，患者无明显不适，舌淡红，苔薄黄，脉缓。处方：熟地 15g，白豆蔻 5g，山萸肉 15g，泽泻 10g，茯苓 15g，白术 15g，山萸肉 15g，陈皮 10g，炒三仙各 10g，土茯苓 20g，薏苡仁 20g，龙葵 15g，黄柏 5g，肉桂 5g，黄芪 30g，芡实 15g，甘草 6g。

2014 年 7 月最后一次复诊，血常规正常，肝肾功能正常，术后生存期已达 5 年。

分析与体会： 本案老年男性，右肾癌术后，干扰素治疗，结合症状考虑脾肾两虚、邪毒内蕴，治疗以六味地黄丸减丹皮、泽泻加砂仁，滋补肝肾、化湿行气，四君子汤配伍黄芪益气健脾，覆盆子、女贞子、肉桂阴阳双补、益肾培元，土茯苓、龙葵、莪术、白英清热利湿、活血消癥、抗癌解毒，佐以炒三仙和胃消导助运。复诊停干扰素，以赤芍凉血解毒，白花蛇舌草、草河车清热解毒抗癌。经前后调治，患者生存期已超过 5 年，病情相对平稳。

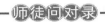

问：请您介绍白花蛇舌草、土茯苓配伍运用的经验。

答：白花蛇舌草味微苦、甘，性寒，入胃、大肠、小肠经。具有清热解毒及消痈活血作用。《广西中药志》载其"治小儿疳积，毒蛇咬伤，癌肿"。《泉州本草》云其"清热散瘀，消肿解毒。治肺热喘促，咳逆胸闷"。故对于防治肺癌患者容易发生的肺部感染有益。土茯苓味甘淡而性平，为利湿解毒之佳品，常用于湿热毒盛的各种肿瘤。白花蛇舌草、土茯苓两药既能直接抑制癌细胞生长，又能增强机体的免疫功能，可用治热毒壅盛、痰湿郁滞为主的肺癌及肺癌骨转移所引起的骨痛。

问：能否简介您运用覆盆子的经验？

答：覆盆子益肾固精缩尿、养肝明目，用于本案一是因为本案辨证以肾虚为本，二是患者夜尿频多。此外药理实验证实覆盆子的水提液、醇提取液中的粗多糖和正丁醇组分均有明显的促进淋巴细胞增殖的作用。

问：请您介绍肾癌论治的加减用药。

答：尿血加仙鹤草、大蓟、小蓟、茜草等凉血收敛止血；小便不畅加石韦、滑石、萹蓄、瞿麦等利尿通淋；腰痛加延胡索、徐长卿、赤芍、威灵仙等理气活血止痛；伴淋巴结转移加山慈菇、半夏、夏枯草、浙贝母、连翘等软坚散结；腹水、肾积水加葶苈子、椒目、猪苓、防己、大枣等利水渗湿；大便干结加肉苁蓉、瓜蒌、生白术、桃仁等补肾助阳、润肠通便，生地、火麻仁以增液通便；大便稀溏重用炒白术、芡实、车前草等健脾利湿止泻；出虚汗加青蒿、覆盆子、地骨皮、女贞子等养阴敛汗；五心烦热加知母、丹皮、黄柏以清阴虚所致之热；口干欲饮加天花粉、天冬、麦冬、石斛以生津止渴；放、化疗后加当归、生地、何首乌等补血凉血；脾胃虚弱明显，纳呆腹胀、体倦乏力，则加太子参、生薏苡仁、益智仁等健运脾胃；肾阳受损加肉桂、川断、补骨脂、杜仲等补益肾阳；兼有外感，咳嗽痰多难咳，则加生薏苡仁、白豆蔻、桔梗、杏仁、防风等健脾化湿、宣肺疏风；术后常用太子参、当归、威灵仙、白芍等补血养血、活血止痛；化疗之后，恶心呃逆，则用竹茹、白豆蔻、法半夏、生姜等行气调中、降逆和胃；如骨转移，周身关节疼痛，药用川牛膝、延胡索、徐长卿、补骨脂、骨碎补、续断等活血通经、解毒止痛。

案 73　清热利湿、通淋散结、益气健脾法治疗膀胱癌案

孙某，女性，75 岁，2012 年 4 月初诊。

主诉：左下腹疼痛 2 个月，膀胱癌术后半个月。

现病史：患者 2012 年 2 月因左下腹疼痛，于当地医院完善检查，以肾结石治疗 1 个月，症状减轻，复查发现膀胱 1.4cm×1.3cm×0.7cm 占位，遂于 2012 年 3 月转入中国人民解放军总医院治疗，后行膀胱肿物电切术，术后盐酸表柔比星灌注 2 次。

刻下症：因灌注期间饮水量多，尿频，舌淡红苔薄，脉细弦。

既往史：高血压病史。

诊断：膀胱癌电切除术后，灌注化疗中。

辨证立法：清热利湿、通淋散结、益气健脾。

处方：

瞿　麦 15g	萹　蓄 15g	龙　葵 15g	莪　术 9g
草河车 15g	猪　苓 15g	茯　苓 15g	白花蛇舌草 15g
肉　桂 5g	白　术 15g	泽　泻 10g	黄　芪 30g
太子参 15g	当　归 10g	女贞子 15g	甘　草 6g

复诊与转归：2012 年 9 月复诊，膀胱镜检查无特殊异常，眠差，纳可，二便调，舌淡红，苔黄，脉细弦。处方：瞿麦 15g，萹蓄 15g，土茯苓 20g，草河车 15g，夏枯草 20g，莪术 9g，陈皮 10g，炒三仙各 10g，茯苓 15g，肉桂 5g，黄芪 30g，太子参 15g，白术 15g，白豆蔻 5g，枸杞子 15g，甘草 6g。

2013 年 3 月因卵巢囊肿于北京协和医院行双侧附件＋子宫切除术，2013 年 4 月复诊，术后乏力，口干，二便正常，舌略暗，苔薄黄，脉细略弦。处方：土茯苓 20g，龙葵 15g，白英 15g，仙鹤草 15g，黄柏 10g，肉桂 5g，猪苓 15g，茯苓 15g，白术 15g，泽泻 10g，沙参 10g，枸

杞子 15g，黄芪 30g，太子参 15g，女贞子 15g，升麻 5g，酸枣仁 15g，柏子仁 10g，甘草 6g。

2013 年 11 月复诊，膀胱镜显示左侧壁可见 2 处菜花样肿物，经电灼治疗。目前口干，烧心，腰腿痛，纳少，大便可，眠差，舌略暗，苔薄黄，有齿痕，脉弱。处方：瞿麦 15g，萹蓄 15g，土茯苓 20g，薏苡仁 20g，白花蛇舌草 15g，金荞麦 20g，僵蚕 15g，乌药 15g，山萸肉 15g，泽泻 10g，山药 15g，茯苓 15g，黄芪 30g，太子参 15g，白术 15g，陈皮 10g，炒三仙各 10g，甘草 6g。

2014 年 7 月最后一次复诊，中国人民解放军总医院膀胱镜检查无特殊病变表现，亦无明显不适。

分析与体会：本案老年女性，病程相对较短，膀胱癌电切除术后，灌注中，结合症状考虑湿浊邪毒壅塞下焦为标，气血阴阳不足、脏腑功能失司为本。故以瞿麦、萹蓄、龙葵清热利湿、通淋抗癌，配合五苓散（以肉桂代原方桂枝）温阳化气利水，草河车、白花蛇舌草、莪术清热解毒、活血消癥、散结抗癌，黄芪、太子参、当归益气健脾、养血和血，女贞子滋补肝肾，甘草调和诸药。复诊病情稳定，加入陈皮、炒三仙、白豆蔻等和胃助运药物，前后调治 2 年余，患者膀胱癌无复发迹象。

—— **师徒问对录** ——

问：请简述您如何认识膀胱癌的主要病机。

答：膀胱癌症状散见于传统医学"尿血""淋病"等论述中。如《类证治裁》云："溺血与血淋异，痛为血淋，不痛为溺血，痛属火盛，不痛属虚。"其病位在膀胱，涉及脾、肾，核心病机为脾肾亏虚，湿热瘀毒积聚，早期以实证为主，晚期则以虚证为主。

问：您治疗膀胱癌常用瞿麦配萹蓄，能否介绍一下配伍思路？

答：萹蓄，味苦，性寒。入肺、膀胱经。苦降下行，既能清利膀胱湿热而利水通淋，用于治疗湿热下注，小便淋漓不畅、尿道热痛、赤痛等症；又能杀虫止痒，用于治疗皮肤湿疹、阴道滴虫、阴部发痒等。瞿麦，味苦，性寒，入心、小肠、膀胱、肾经。其苦寒沉降，既能清心、小肠之火，利小便而导热下行，又能破血通经，用于治疗小便淋漓涩痛、尿血、尿少、尿闭、水肿、经闭、痈肿、目赤翳障、浸淫疮毒等。两药配伍使用，互相促进，清热通淋止痛相得益彰。

案 74 清热利湿、理气通淋、扶正散结法 治疗膀胱癌电切除术后案

叶某，男性，83 岁，2013 年 7 月初诊。

主诉： 膀胱癌术后 3 年余。

现病史： 患者 2009 年 6 月在北京大学第三医院诊断为膀胱癌，行电切术，术后灌注化疗至 2012 年。同年 11 月发现复发。2012 年 11 月行第 2 次电切术。2013 年 7 月复查，泌尿系统 CT 示：部分膀胱黏膜明显强化，怀疑占位性病变，建议膀胱镜检查（未执行）；肝多发囊肿。

刻下症： 无明显不适，精力较前略差，舌暗苔薄黄，脉细。

辅助检查： 总前列腺特异性抗原（TPSA）7.27μg/L（7.27ng/ml）。

诊断： 膀胱癌电切除术后，灌注化疗后。

辨证立法： 清热利湿、理气通淋、扶正散结。

处方：

瞿　麦 15g	萹　蓄 12g	龙　葵 15g	莪　术 9g
猪　苓 15g	茯　苓 15g	肉　桂 5g	白　术 15g
泽　泻 10g	土茯苓 20g	薏苡仁 20g	乌　药 12g
陈　皮 10g	炒三仙各 10g	黄　芪 30g	太子参 15g
当　归 10g	甘　草 6g		

复诊与转归： 2013 年 8 月复诊，CT 示左肾盂结石 1.9cm×1.2cm，左输尿管结石。夜尿频，余无明显不适，舌暗，苔薄，脉细弦。处方：瞿麦 15g，莪术 9g，龙葵 15g，莪术 9g，猪苓 15g，茯苓 15g，肉桂 5g，白术 15g，僵蚕 15g，草河车 15g，薏苡仁 20g，乌药 12g，陈皮 10g，炒三仙各 10g，黄芪 30g，太子参 15g，郁金 10g，黄柏 10g，甘草 6g。

2014 年 3 月复诊，北京大学第三医院 B 超示：肝内多发小结节，大者 0.6cm；左肾结石，左输尿管扩张；右肾囊肿，膀胱壁增厚。尿常

规及血常规正常。现腰酸腿软乏力，舌淡红，苔薄，脉细。处方：瞿麦15g，萹蓄10g，龙葵15g，猪苓15g，茯苓15g，肉桂5g，白术15g，熟地12g，砂仁3g，山萸肉15g，丹皮5g，枸杞子15g，炒杜仲5g，陈皮10g，炒三仙各10g，黄芪30g，太子参15g，当归10g，白豆蔻5g，甘草6g。

2014年7月最后一次复诊，复查无特殊病变表现，亦无明显不适。

分析与体会： 本案老年男性，膀胱癌电切除术后，灌注化疗后，症状虽不明显，结合舌脉考虑正虚为本，气化不利，湿浊邪毒壅塞下焦为标。故治以瞿麦、萹蓄、龙葵清热利湿、通淋抗癌，配合五苓散（以肉桂代替原方桂枝）温阳化气利水，莪术、土茯苓、薏苡仁清热利湿、活血消癥、散结抗癌，乌药、陈皮、炒三仙理气消食和胃，黄芪、太子参、当归益气健脾、养血和血，佐以甘草调和药性。复诊肾盂、输尿管结石，予黄柏、郁金清热燥湿、理气活血、化石通淋。前后调治1年余，患者的膀胱癌无复发迹象。

师徒问对录

问： 请简要介绍您辨病论治膀胱癌的用药经验。

答： 辨病选药常用瞿麦、萹蓄、黄柏、龙葵，或合五苓散。五苓散温阳化气、利湿行水，助膀胱之腑气化通利；瞿麦苦寒，性质沉降，既能清心与小肠之火，又能利水渗湿、导热下行，亦有破血之功；萹蓄苦寒，入肺与膀胱，清利膀胱之湿热，亦能通利水道；配以黄柏清热燥湿、坚阴；龙葵清热解毒、通利小便、散瘀消肿。诸多药相合清热利湿力增强，以针对标实湿热瘀毒之核心病机。

问： 能否简述您论治膀胱癌基本方的方义？

答： 防治膀胱癌的基本方化裁自八正散和五苓散。膀胱癌为长期受毒邪侵袭而致脾肾两亏或身体素虚、脾肾不足。脾主运化，肾主气化，运化失司，气化不利，则水湿内停，湿邪内停日久而生热，湿热下注于膀胱，热灼络脉，迫血妄行，或气虚摄血无力而致血离经脉为瘀，瘀血不去，新血不生，瘀热交搏，渐化为毒，毒热交织，腐蚀肌肉而成该病。治疗宜清热利湿解毒，健脾益肾扶正为法。方中瞿麦利水通淋，活血通经，《神农本草经》记载瞿麦主关格诸癃结，小便不通，出刺，决痈肿。萹蓄主归膀胱经，功能利尿通淋。上二药为治疗湿热淋证名方八正散的主药。土茯苓味甘、淡，性平，功能解毒除湿，《本草纲目》记载其亦能健脾胃，三药合用，利湿通淋，专为湿毒而设，为君药。黄芪补益脾肺之气，扶正固本，并有利尿之功，生用温性减，托毒力强；白术、薏苡仁健脾利湿，顾护后天亦助君药祛湿之力；龙葵利湿解毒，活血消肿。上几药合用，健脾扶正，亦助君药利湿解毒之功，为臣药。炒三仙健脾消食，为护胃养后天之设；益智仁温暖脾肾，先后天并调，合肉桂温肾阳，肾阳充，膀胱阳气得长，温化之职渐复，水湿渐化，用为佐药；甘草一则补脾胃扶正，一则调和诸药，用为佐使。上述药合用，共奏解毒利湿、健脾益肾之功。

案 75　清热利湿、健脾益肾法治疗右输尿管乳头状移行细胞癌术后案

戴某，男性，77 岁，2012 年 6 月初诊。

主诉： 发现右侧输尿管癌 2 个月。

现病史： 患者于首都医科大学附属北京友谊医院体检发现右肾盂输尿管积水扩张，遂行 CT，提示：右侧输尿管软组织密度影，考虑恶性病变可能，右肾盂、肾盏及输尿管梗阻性积水。于 2012 年 3 月于北京大学第一医院行 "右输尿管下段切除 + 膀胱再植术，右侧 D－J 管植入术"。术后病理示：（右）输尿管乳头状移行细胞癌，局部可见高级别癌成分浸润肌层，肿瘤大小 3.2cm×1.7cm×1.0cm。术后自服补中益气丸、加味逍遥丸、西黄丸等中成药治疗。

刻下症： 术后伤口不适，腰部不舒，乏力，纳可，小便可，大便略干，口腔有异味，舌暗淡红，苔薄黄，脉弦。

既往史： 高血压、心房颤动、胆石症。

诊断： 右输尿管乳头状移行细胞癌术后，高血压，胆石症，心房颤动。

辨证立法： 清热利湿、健脾益肾。

处方：

瞿　麦 15g	萹　蓄 10g	龙　葵 15g	土茯苓 20g
生薏苡仁 20g	莪　术 9g	熟　地 15g	白豆蔻 5g
山萸肉 15g	炒杜仲 10g	黄　柏 10g	黄　芪 30g
太子参 15g	白　术 15g	小　蓟 15g	女贞子 15g
肉苁蓉 20g	枳　壳 10g	甘　草 6g	

复诊与转归： 2012 年 8 月复诊，CT 无特殊表现，尿畅不痛，大便不干，现偶有小腹痛。前方减龙葵、莪术、杜仲、黄柏，加金荞麦 20g、白英 15g、枸杞子 15g、草河车 15g。

2013 年 2 月复诊，查膀胱镜未见异常，尿常规、腹部 B 超、肿瘤标志物均正常。现乏力、头晕、多汗、咽中有痰不易咳出、气短、纳差，上述症状劳累后加重。处方：白术 15g，小蓟 15g，枳壳 10g，益智仁 20g，肉桂 5g，龙葵 20g，土茯苓 20g，陈皮 15g，炒三仙各 10g，黄芪 30g，太子参 15g，砂仁 3g，女贞子 15g，肉苁蓉 20g，薏苡仁 20g，僵蚕 15g，当归 10g，金荞麦 20g，甘草 6g。

2014 年 2 月最后一次复诊，北京大学第一医院 CT 无特殊表现。

分析与体会：本案老年男性，右输尿管移行细胞乳头状癌术后，结合病史、症状考虑脾肾两虚为本，下焦湿热邪毒内蕴为标，故治以瞿麦、萹蓄、龙葵、黄柏、小蓟清热利湿、散瘀消痈、通淋抗癌，土茯苓、生薏苡仁、莪术清热利湿、活血消癥、抗癌解毒，熟地、山萸肉、杜仲、女贞子、肉苁蓉滋补肝肾、补益精血，黄芪、太子参、白术、白豆蔻益气健脾，配伍枳壳补而不滞兼能疏利气机，佐以甘草调和药性。复诊调整抗癌解毒与扶正培本药物，后依据乏力、头晕、多汗、气短、纳差、遇劳加重等症状从扶正培本入手，以枳术丸化裁健脾助运，益气养血、温肾助阳配合和胃药物论治，前后调治近 2 年，患者病情稳定。

━━━ **师徒问对录** ━━━

问：本案初诊您在辨病论治基础上从肾论治，能否介绍一下具体经验？

答：主要考虑患者年迈体弱，伴有腰部不舒、乏力等，是脾肾气阴两虚之证候，健脾益气还是应用黄芪、太子参、白术等常用药物，滋补肾阴用了六味地黄丸的思路，既从补肾入手，也用了杜仲等强壮筋骨的药物，从通肾经络入手，也用了肉苁蓉阳中求阴，兼能补精血，对于胃纳不好的患者我还喜欢用益智仁，此药本身也有抗肿瘤作用。

问：能否介绍下您应用龙葵的经验？

答：龙葵有小毒，具有清热解毒、活血消肿、消炎利尿的功效，临床广泛用于疔疮痈肿、跌打扭伤、咳嗽痰喘、水肿、淋浊带下等，故对于泌尿系统肿瘤、肺癌等，尤其是伴有胸腔积液、腹水者常常适用。现代药理学证实龙葵可通过多个环节促进细胞凋亡、阻止细胞的恶性增殖从而发挥抗肿瘤作用。

案 76　益肾健脾、抗癌解毒法治疗右输尿管浸润性移行细胞癌术后案

钱某，男性，41 岁，2010 年 4 月初诊。

主诉：右下腹疼痛 10 余年，右侧输尿管癌术后 1 个月。

现病史：患者 10 余年前开始出现右下腹部隐痛不适，未予重视。2010 年 1 月底右下腹疼痛加剧伴夜间发热、尿频、尿急，无尿痛及肉眼血尿。2010 年 2 月于北京某医院查 CT 示：右侧输尿管中上段占位。右侧被膜下积液，（肾盂尿）可见大量坏死及异型增生上皮细胞，考虑为尿路上皮癌。逆行造影术示右输尿管上段管腔狭窄。2010 年 3 月行右肾及输尿管全切术，术后病理显示：右输尿管浸润性移行细胞癌，肿瘤大小 3.0cm×1.3cm×1.2cm；侵犯输尿管周围脂肪。

刻下症：手术伤口疼痛，无红肿，右侧睾丸疼痛，舌淡红苔薄，脉数。

既往史：心房颤动病史 10 余年。

诊断：右侧输尿管浸润性移行细胞癌术后。

辨证立法：益肾健脾、抗癌解毒。

处方：

熟　地 15g	山萸肉 15g	丹　皮 10g	泽　泻 10g
山　药 15g	茯　苓 15g	肉　桂 5g	炒杜仲 10g
陈　皮 10g	姜半夏 5g	炒三仙各 10g	黄　芪 30g
龙　葵 15g	莪　术 9g	白　术 15g	白花蛇舌草 15g
砂　仁 3g	甘　草 6g		

复诊与转归：2010 年 6 月复诊，右腹手术区放疗 27 次，放疗后腹泻，脚底冰凉，刀口痛，乏力，舌淡红，苔薄，脉数结代。处方：白术 15g，山药 15g，枳壳 10g，益智仁 20g，土茯苓 20g，白英 15g，薏苡仁

20g，莪术 9g，黄芪 30g，太子参 5g，麦冬 10g，五味子 10g，炒三仙各10g，肉桂 5g，陈皮 10g，甘草 6g。

2011 年 1 月复查 B 超无特殊病变表现。排尿无不适，脚底冰凉感减轻，舌淡红，苔黄略厚，脉数结代。处方：白术 15g，山药 15g，枳壳 10g，益智仁 20g，土茯苓 20g，白英 15g，龙葵 15g，莪术 9g，赤芍12g，延胡索 10g，炒三仙各 10g，黄芪 30g，太子参 15g，肉桂 5g，甘草6g。

2011 年 3 月复诊，于北京医院住院复查，结果未见异常。目前晚上口苦，咳嗽，咳痰量多，色白质稀，右侧腹部刀口时疼，晚上下肢时麻，多梦，余症较前好转，舌淡红，苔薄，脉数。处方：白术 15g，山药 15g，枳壳 10g，益智仁 20g，土茯苓 20g，薏苡仁 20g，苦参 15g，金荞麦 15g，黄芪 30g，太子参 15g，酸枣仁 15g，五味子 10g，肉桂 5g，麦冬 10g，陈皮 10g，女贞子 15g，甘草 6g。

2011 年 10 月复查无特殊病变表现，仍多梦，其余无明显不适，舌淡红苔薄，脉数。处方：瞿麦 15g，肉桂 5g，猪苓 15g，茯苓 15g，白术15g，泽泻 10g，土茯苓 20g，太子参 15g，黄芪 30g，酸枣仁 20g，枸杞子 15g，莪术 9g，白英 15g，煅牡蛎 20g，山萸肉 15g，甘草 6g。

2014 年 2 月最后一次复诊，腰背稍有疼痛，睾丸肿消，检查结果均正常。

分析与体会：本案为右侧输尿管浸润性移行细胞癌术后，右下腹疼痛病史 10 余年，睾丸疼痛，脉数考虑肾阴虚为本，邪毒内蕴为标，故以六味地黄丸合五苓散化裁，滋阴补肾、化气利水，二陈汤化痰散结、健脾和胃，杜仲益肾，黄芪益气健脾、扶正培本，龙葵、莪术、白花蛇舌草清热利湿、活血消癥、抗癌解毒，佐以砂仁、炒三仙消导助运，防止补药滋腻。复诊放疗后腹泻明显，改以白术、山药、枳壳、益智仁健脾益气、温肾和中，生脉散益气养阴，好转后以五苓散为主方配合扶正培本、抗癌解毒药物。经前后调治，患者术后生存期 4 年余，病情稳定。

问：本案右侧睾丸疼痛您为何没有运用清利肝胆湿热药物，反而从滋阴补肾入手？

答：患者中年男性，术后出现伤口疼痛、睾丸疼痛，考虑手术损伤为主，治疗当以扶正培本为主，从病位分析，其病在肾与膀胱，故以补脏通腑为法，补肾阴、益肾气、调气血以培本，通阳化气利水、清热解毒抗癌以治标。

问：请您讲述对于黄芪的运用经验。

答：黄芪，味甘性温，有益气固表、敛汗固脱、托疮生肌、利水消肿之功效。常用于治疗各种恶性肿瘤见有气虚证、气陷证。《神农本草经》云其"主治痈疽，久败疮排脓止痛，大风癞疾，五痔，鼠瘘，补虚，小儿百病。"现代药理学证实，黄芪有对抗免疫抑制剂的作用，对体液免疫、细胞免疫、网状内皮系统的功能均有增强作用，并有诱生干扰素、增强自然杀伤细胞功能、抗辐射和抗肿瘤的作用。肿瘤患者多见本虚标实，正虚为本，其中尤以气虚者多见，故临床常重用黄芪与太子参、白术等益气健脾药物配伍，以增强扶正之功效，一般用量为30g。

案77　清热利湿、温阳化气、通淋散结法治疗左输尿管癌、膀胱癌术后案

段某，女性，73 岁，2013 年 4 月初诊。

主诉：膀胱癌、输尿管癌术后 2 个月。

现病史：患者无痛性血尿 1 年余，于 2013 年 1 月底发现血尿持续存在，遂于中国人民解放军总医院完善检查，并于 2013 年 2 月于中国人民解放军总医院行"左输尿管 + 左肾 + 腹膜后淋巴结清扫术"，膀胱部分切除。病理报告未见，自述为尿路上皮癌。术后膀胱灌注吡柔比星 7 次，因尿路刺激停止化疗。

刻下症：尿频，尿急，尿痛，平日即感尿道隐痛，眠差，纳差，舌暗淡红，苔薄黄，脉弦细。

辅助检查：2013 年 4 月检查，尿白细胞 1122.5/μl；术后超声未见明显异常。

诊断：左输尿管癌术后，膀胱癌术后，灌注化疗后。

辨证立法：清热利湿、温阳化气、通淋散结。

处方：

瞿　麦 15g	萹　蓄 10g	龙　葵 15g	土茯苓 20g
薏苡仁 20g	莪　术 9g	草河车 15g	白　英 15g
猪　苓 15g	茯　苓 15g	肉　桂 5g	黄　柏 6g
黄　芪 30g	太子参 15g	白　术 15g	乌　药 12g
陈　皮 10g	炒三仙各 10g	甘　草 6g	

复诊与转归：2013 年 5 月复诊，自述膀胱刺痛症状明显改善，现仍眠差，口渴，下肢发紧，眼涨，头痛、头晕，腹胀，舌略干，苔黄燥，脉细数。处方减草河车、肉桂、黄柏，加仙鹤草 15g、柴胡 10g、紫草 10g。

2014年2月最后一次复诊，除仍有尿不畅，乏力，眠差外，已无明显不适。

分析与体会： 本案老年女性，左输尿管癌术后，膀胱癌术后，尿路刺激征明显，考虑正气亏虚为本，湿浊邪毒内蕴为标，故以瞿麦、萹蓄、龙葵清热利湿、通淋抗癌，合五苓散加减，温阳化气利水，莪术、土茯苓、草河车、白英清热利湿、活血消癥、散结抗癌，肉桂温肾助阳、黄柏清热燥湿，一补一清，一寒一温，辛开苦降，配伍乌药以疏畅气机，黄芪、太子参、白术益气健脾、扶正固本，佐以陈皮、炒三仙、甘草消食助运、和胃气、缓药性。复诊症状改善，尚有眼涨，头痛、头晕，腹胀等，结合舌脉考虑气郁化热，故减温燥之肉桂，以柴胡疏肝气，紫草凉血解毒，辅以仙鹤草清热补虚抗癌。前后调治1年余，患者病情稳定。

—— 师徒问对录 ——

问： 能否介绍一下您应用五苓散的经验？

答： 本方主治病症虽多，但其病机均为水湿内盛，膀胱气化不利。方中重用泽泻为君，以其甘淡，直达肾与膀胱，利水渗湿。臣以茯苓、猪苓之淡渗，增强其利水渗湿之力。佐以白术健脾以运化水湿。《素问·灵兰秘典论》谓："膀胱者，州都之官，津液藏焉，气化则能出矣。"膀胱的气化有赖于阳气的蒸腾，故方中又佐以桂枝温阳化气以助利水，解表散邪以祛表邪，《伤寒论》示人服后当饮暖水，以助发汗，使表邪从汗而解。诸药相伍，甘淡渗利为主，佐以温阳化气，使水湿之邪从小便而去。本方常用于泌尿系统肿瘤及恶性浆膜腔积液属水湿内停者。

问： 能否介绍您治疗输尿管癌、膀胱癌的加减用药经验？

答： 尿量多，则加入乌药、山药、芡实、金樱子等缩尿之品；如纳呆腹胀、体倦乏力较著，则加太子参、白扁豆、山药等，重用炒白术健运脾胃；如腰膝酸软、畏冷肢凉则加山萸肉、仙灵脾、补骨脂、杜仲等温暖命门之火；如见瘀热明显，小便色黄、尿痛明显，则加小蓟、丹皮、赤芍、紫草等清热利湿、活血祛瘀；如见尿血较重，则加藕节炭、生地炭、侧柏炭、血余炭等活血凉血、收敛止血之品；如见口干欲饮、夜间盗汗，则加沙参、麦冬、山萸肉、五味子、生地等养阴生津敛汗之品；如见电切术后，正伤严重，则加太子参、当归、女贞子、生地、砂仁等补气养血、健运脾胃之品；如见灌注化疗导致膀胱炎，可重用茯苓加猪苓、泽泻、泽兰、车前草等清热利水药；如有淋巴转移，则用连翘、夏枯草、浙贝母、半夏等化痰软坚散结；如骨转移，疼痛明显，药用威灵仙、骨碎补、徐长卿、补骨脂、川断等活血通经、解毒止痛；如患者情绪低落，抑郁不舒，则加合欢皮、郁金、柴胡等疏肝解郁；如大便干燥则加肉苁蓉、桃仁、枳壳、厚朴等，白术生用以行气润肠通便；如大便稀溏，则加肉豆蔻、重用炒白术，以健脾涩肠止泻。

案 78 疏肝理气、清热散结、益气健脾法治疗前列腺癌术后案

丛某，男性，71 岁，2010 年 5 月初诊。

主诉： 排尿困难 1 年余，前列腺癌术后 1 个月。

现病史： 患者 2009 年 3 月出现不能排尿，到首都医科大学附属北京友谊医院以尿潴留治疗。2010 年 3 月在院检查前列腺特异抗原（PSA）63.48μg/L，活检示前列腺癌。2010 年 4 月在中国医学科学院肿瘤医院行双侧睾丸实质剥脱术，术后服用氟他胺片。

刻下症： 盗汗，自汗重，尿急，尿频，但较术前明显减轻，纳眠可，二便可，舌淡红，苔薄黄，脉弱。

辅助检查： 睾酮 21.58nmol/L；术前 B 超示，前列腺增大，5.3cm × 5cm。

诊断： 前列腺癌术后。

辨证立法： 疏肝理气、清热散结、益气健脾。

处方：

柴　胡 10g	白　芍 12g	枳　壳 10g	紫　草 15g
土茯苓 15g	白　英 15g	莪　术 9g	苦　参 15g
白　术 15g	山　药 15g	黄　芪 30g	防　风 10g
龙　葵 15g	炒三仙各 10g	仙灵脾 10g	甘　草 6g

复诊与转归： 2010 年 10 月复诊，TPSA、游离前列腺特异性抗原（f-PSA）正常，肝肾功能正常，盆腔 CT 无特殊表现，尿频，尿急，夜尿 5~6 次，大便软，纳可，舌淡红，脉弱。处方：土茯苓 15g，薏苡仁 20g，黄柏 6g，白英 15g，黄芪 30g，白术 15g，肉桂 5g，覆盆子 10g，炒杜仲 10g，炒三仙各 10g，仙灵脾 15g，益智仁 15g，白芍 12g，陈皮 10g，茯苓 15g，甘草 6g。

2011 年 6 月复诊，夜尿 2~3 次，大便 3~4 次/日，手心发热，舌淡红，苔薄黄，脉弱。处方：瞿麦 10g，萹蓄 10g，莪术 9g，补骨脂 10g，肉桂 5g，猪苓 15g，茯苓 15g，白术 15g，炒三仙各 10g，黄芪 30g，肉蔻 5g，太子参 15g，益智仁 20g，炒杜仲 10g，五味子 10g，枸杞子 15g，山萸肉 15g，甘草 6g。

2012 年 3 月复诊，TPSA、f-PSA 正常，夜尿 2 次，大便可，舌淡红，苔薄黄，脉弱。处方：瞿麦 10g，萹蓄 10g，金荞麦 15g，土茯苓 20g，莪术 9g，熟地 15g，山药 15g，丹皮 10g，茯苓 20g，黄芪 30g，白术 15g，防风 10g，煅牡蛎 20g，炒三仙各 10g，白花蛇舌草 15g，山萸肉 15g，甘草 6g。

2014 年 7 月最后一次复诊，复查均正常，除仍时有潮热外无明显不适。

分析与体会：本案老年男性，前列腺癌术后，应用非甾体类抗雄激素药物，结合其症状考虑肝郁气滞、卫表不固，此外还需要注意抗癌解毒预防复发，故以四逆散化裁疏肝解郁，玉屏风散加山药益气固表健脾，配伍紫草清热凉血解毒，土茯苓、白英、莪术、苦参、龙葵清热利湿、活血消癥、散结抗癌，仙灵脾温助肾阳，佐以炒三仙消食和中助运。复诊夜尿频多，加用肉桂、覆盆子、益智仁温肾固摄，芍药甘草汤缓急，苓桂术甘汤健脾利水。后因手脚心热等，继予八正散、五苓散化裁清热利湿解毒、温阳化气通淋，配和调补脾肾、抗癌解毒药物。前后调治 4 年余，患者病情稳定。

—— 师徒问对录 ——

问：请您介绍下您对于前列腺癌病机的认识。

答：对于前列腺癌我们一般认为其病属下焦，脏腑功能失调、精神因素及先天不足等内因在发病中起到主导作用，病位在肾与膀胱，涉及肺、脾、肝、三焦等脏腑，其核心病机为湿热瘀结下焦，膀胱气化不利。

问：您认为中医药与手术治疗如何配合？

答：从调补手术损伤、促进康复角度来说，中医药治疗有利于患者接受其他治疗。中医认为，手术伤机体的元气，伤脾胃，伤气血。如术后患者常出现气短、乏力、汗出、怕风等症状，这是元气虚、卫表不固的表现，用黄芪、防风、白术（玉屏风散）等组成的方剂，益气固表而改善症状，加速体力恢复，防治感冒、感染。又如术后出现食欲减退，腹部胀满，神疲乏力，大便不爽等，可选用益气健脾、和胃消食的中药，如补中益气汤、香砂养胃丸、参苓白术散等方剂。若术中出血过多，或心肺功能受损而出现心慌气短、头晕目眩、面色苍白等，用益气养血之品辅助心肺，常用十全大补汤、生脉散等。

案 79　调补肝肾、通阳利水、抗癌解毒法
治疗前列腺癌疑骨转移案

郝某，男性，77 岁，2011 年 12 月初诊。

主诉：前列腺癌 1 个月。

现病史：患者因髋骨疼痛于首都医科大学附属北京友谊医院完善相关检查，发现 PSA 升高。2011 年 11 月前列腺穿刺活检：穿刺前列腺组织 16 条，其中 7 条腺癌浸润。骨扫描：右侧髋臼、股骨大小粗隆骨密度增高。

刻下症：右髋疼痛，活动受限，尿不尽，舌淡红，苔薄黄，脉弱。

既往史：2011 年 8 月检查出高血糖，糖尿病待排除。

辅助检查：f-PSA 60.29μg/L。

诊断：前列腺癌，骨转移不除外。

辨证立法：调补肝肾、通阳利水、抗癌解毒。

处方：

威灵仙 15g	补骨脂 10g	怀牛膝 15g	莪　术 9g
龙　葵 15g	土茯苓 20g	白　英 15g	猪　苓 15g
茯　苓 15g	陈　皮 10g	炒三仙各 10g	黄　芪 30g
白　术 15g	女贞子 15g	肉　桂 5g	黄　柏 6g
甘　草 6g			

复诊与转归：2012 年 2 月复诊，TPSA、f-PSA 正常，肝肾功能正常，睾酮 14.07nmol/L，髋骨痛减，潮热不汗出，尿不净，舌淡红，苔黄燥，脉缓。处方：威灵仙 15g，怀牛膝 15g，龙葵 15g，土茯苓 20g，白英 15g，茯苓 15g，陈皮 10g，炒三仙各 10g，黄芪 30g，白术 15g，女贞子 15g，益智仁 20g，熟地 15g，砂仁 3g，白花蛇舌草 15g，甘草 6g。

2013年1月复诊，TPSA、f-PSA正常，血常规及肝肾功能正常，尿频不净，腹胀，大便干，舌淡红，脉较前有力。处方：瞿麦15g，萹蓄15g，木香10g，金荞麦15g，陈皮10g，炒三仙各10g，厚朴10g，白花蛇舌草15g，僵蚕15g，黄芪30g，覆盆子15g，砂仁3g，当归10g，太子参15g，女贞子15g，白术15g，肉苁蓉20g，枳壳10g，甘草6g。

2013年7月复诊，TPSA、f-PSA正常，睾酮正常，尿常规、血常规及肝肾功能正常，无明显不适，大便略干，舌略暗，有齿痕，苔黄厚，脉弦细。处方：瞿麦15g，萹蓄15g，茯苓15g，龙葵15g，土茯苓20g，薏苡仁20g，紫苏梗10g，白术15g，枳壳10g，陈皮10g，女贞子15g，炒三仙各10g，肉苁蓉15g，黄芪30g，金荞麦20g，决明子15g，当归10g，山萸肉15g，甘草6g。

2014年6月最后一次复诊，复查均正常，除大便干外无明显不适。

分析与体会：本案为老年男性前列腺癌，结合症状与辅助检查倾向骨转移，辨为肝肾不足、络脉不通、瘀浊邪毒内蕴。故治以威灵仙、补骨脂、怀牛膝补肝肾、强筋骨、通经络，五苓散化裁通阳化气利水，莪术、龙葵、土茯苓、白英清热利湿、活血散结、抗癌解毒，黄芪、女贞子健脾益气、滋补肝肾、扶正固本、调节免疫，肉桂、黄柏温肾坚阴、通畅下焦气机，陈皮、炒三仙、甘草和中助运、调和药性，复诊潮热考虑阴虚故以熟地滋补肾阴，白花蛇舌草清热解毒，配伍砂仁防止滋腻，行气和中。后因髋骨疼痛好转，改以清热解毒、利湿通淋加减化裁，配以理气散结、扶正培本。前后调治2年6个月余，患者病情稳定。

—— 师徒问对录 ——

问：请您简单介绍您对前列腺癌辨病论治经验。

答：前列腺癌辨病选药常用瞿麦、萹蓄、龙葵、虎杖清热解毒、利湿通淋，或配以五苓散温阳化气，恢复膀胱之气化。对于寒热错杂者，常以黄柏配伍肉桂，辛开苦降，一温一清，一补一泻，共奏清热燥湿、温阳化气之效。对于后期尿血患者，常选用仙鹤草、槐花炭，凉血收涩。

问：能否简单介绍您在药物用量方面的看法？

答：在药物用量方面，一方面扶正培本药多重用，如黄芪多用至 30～60g；另一方面性质平和的抗肿瘤药物多重用，比如薏苡仁、土茯苓多用至20～30g。对于有小毒或不良反应的药物严格按照药典用量，如半夏、杏仁用9g，细辛用3g。

案 80 益气养血、疏肝解郁、抗癌解毒法治疗宫颈癌放、化疗后骨髓抑制案

曹某，女性，60 岁，2008 年 1 月初诊。

主诉：阴道出血半年，宫颈癌，放、化疗后 3 个月。

现病史：2007 年 9 月因阴道出血就诊于首都医科大学附属北京友谊医院，诊为"宫颈癌"，后就诊于中国医学科学院肿瘤医院，经查病理显示为"分化差的癌"。后接受放疗 28 次（内放射 8 次），化疗 2 个疗程（顺铂 30mg，卡莫氟 100mg），今为求中西医结合治疗，就诊于中国中医科学院广安门医院。

刻下症：腹部发紧，腰痛，饮食可，眠佳，大便次数增多，2～3 次/日，舌淡红，苔薄黄，脉细数。

辅助检查：行实验室检查，WBC 3.6×10^9/L，HGB 85g/L。CT 示宫颈癌，侵及阴道穹后部及周围脂肪组织。

诊断：宫颈癌 III$_b$ 期，放、化疗后，骨髓抑制。

辨证立法：益气养血、疏肝解郁、抗癌解毒。

处方：

黄　芪 30g	当　归 10g	鸡血藤 15g	生　地 10g
白　术 15g	山　药 15g	枳　壳 10g	益智仁 15g
柴　胡 10g	白　芍 12g	郁　金 10g	莪　术 9g
炒三仙各 10g	土茯苓 15g	金荞麦 15g	甘　草 6g

复诊与转归：2008 年 3 月复诊，患者服用此方配合化疗，血常规正常，现全身酸痛，潮热汗出，纳可，二便调，舌略暗，脉弱。前方减鸡血藤、山药、郁金、金荞麦，加紫草 10g、白英 15g、仙鹤草 15g、太子参 15g。

2011 年 4 月复诊，胃脘不适，自觉有"火"，口内热，舌略暗苔

黄，脉数。处方：柴胡10g，白芍12g，枳壳10g，紫草15g，当归10g，陈皮10g，姜半夏10g，栀子10g，苦参15g，白术15g，山药15g，炒三仙各10g，莪术9g，白花蛇舌草15g，土茯苓15g，黄芪30g，白豆蔻5g，甘草6g。

2014年2月最后一次复诊，除轻微胃胀外已无明显不适。

分析与体会：本案宫颈癌Ⅲ₆期，放、化疗后，骨髓抑制，脾肾两虚、肝郁气滞、邪毒内蕴，故治以四逆散化裁配伍郁金疏肝解郁、活血行气，莪术、土茯苓、金荞麦活血消癥、利湿解毒、清热散结以抗癌，当归补血汤配伍鸡血藤益气养血、祛瘀生新，生地、益智仁调补肾阴肾阳，枳壳、白术配伍山药益气健脾、理气和中，佐以炒三仙和胃消食助运。复诊血常规已恢复正常，因潮热明显，予紫草清热凉血解毒，白英、仙鹤草清热解毒、补虚抗癌，太子参增强扶正培元之力，后因中焦气机不畅出现胃脘不适，并有郁而化热的趋势，故以陈皮、半夏理气降逆，白豆蔻化湿和中，栀子清热解毒。前后调治6年余，患者病情稳定。

师徒问对录

问：您认为宫颈癌的核心病机是什么？

答：其发病与"湿热""湿毒"密切相关，或由多产、房劳、情志不舒或饮食失衡，致使湿热瘀毒内袭胞宫，客于胞门，气血瘀阻，内蕴成积而成。其病位在胞宫，责之于肝、脾、肾三脏功能失调，核心病机为冲任失调、带脉受损、湿热痰瘀结聚。

问：能否介绍下您应用土茯苓的经验？

答：土茯苓，味甘淡、性平，有解毒、除湿、利关节之功效，用于各种恶性肿瘤属水湿浊度内蕴证者。现代药理学证实其有解毒、利尿、镇痛的作用，有抑制小鼠S180肉瘤细胞及人类宫颈癌细胞生长的作用，具有明显抗肿瘤及影响细胞免疫和体液免疫的作用。《本草纲目》云其"治拘挛骨痛，恶疮痈肿"。《本草从新》云其"治筋骨拘挛，杨梅疮毒，瘰疬疮肿"。在中医防治肿瘤中主要用其利小便以解毒除湿的作用，给邪气以出路。吴又可在《温疫论》中多次明确提出"客邪贵乎早逐"，肿瘤患者基本病机不离正虚邪聚，应遵循《金匮要略》"视其前后，知何部不利，利之即愈"的给邪气以出路的治疗思路。同时，久病积聚，正气耗伤，单纯培补益肾元不切实际，甚至可壅滞气机，如《张氏医通》云："胃气愈伤，浊邪愈逆。"基于补后天养先天的思路，治疗当以调和脾胃、梳理气机、标本兼顾为要。临床上可将其广泛运用于各类肿瘤，以其甘而能补、淡而能渗利浊毒，配合黄芪、当归等，补气血而不滞，配合生薏苡仁、陈皮、半夏、猪苓、茯苓等渗利水湿而兼能解毒，切合病机。

案 81　疏肝解郁、清热解毒、健脾益肾法合放、化疗治疗宫颈中分化鳞癌案

李某，女性，66 岁，2012 年 8 月初诊。

主诉：发现宫颈癌 4 个月余。

现病史：患者 2012 年 4 月因阴道出血于当地医院行宫颈活检，北京协和医院病理会诊示：中分化鳞癌。临床分期 II b 期，于 2012 年 3 月至 8 月在北京协和医院行增敏化疗 5 周期，内放疗 6 次，外放疗 28 次。2012 年 8 月胸部 CT 示：双肺多发小结节；左肺下基底段多片条索状阴影，纵隔内多发淋巴结，部分肿大。现为求中医诊治来诊。

刻下症：活动后两肋胀痛，无少腹坠胀，无阴道出血，纳尚可，体力差，头恶寒，脚心热，舌淡，苔薄黄，脉弱。

既往史：乙型肝炎 20 余年。

辅助检查：肿瘤标志物（-），血常规 WBC、HGB 略低。

诊断：宫颈中分化鳞癌 II b 期，放疗后，增敏化疗后。

辨证立法：疏肝解郁、清热解毒、健脾益肾。

处方：

柴　胡 10g	白　芍 12g	枳　壳 10g	紫　草 15g
土茯苓 20g	白　英 15g	生薏苡仁 20g	白花蛇舌草 15g
陈　皮 10g	炒三仙各 10g	黄　芪 30g	太子参 15g
女贞子 15g	白　术 15g	益智仁 20g	甘　草 6g

复诊与转归：因服中药呕吐，患者暂停服用中药直至 2013 年 11 月复诊，CT 示子宫肌瘤 0.5cm，乙状结肠息肉，患者便血，血色鲜红，腹痛，舌稍暗，苔薄黄，脉弱。处方：白术 15g，山药 15g，枳壳 10g，槐花炭 15g，土茯苓 20g，薏苡仁 20g，白英 15g，黄柏 9g，乌药 15g，黄芪 30g，当归 10g，生地 12g，丹皮 10g，紫苏梗 10g，甘草 6g。

2014 年 5 月最后一次复诊，于北京协和医院检查 CA125 正常，肝肾功能正常，血常规正常。MRI 示子宫肌瘤缩减为 0.2cm，盆腔未见异常。

分析与体会：本案老年女性，宫颈中分化鳞癌Ⅱᵦ期，放疗后，增敏化疗后，结合症状考虑肝气郁结，脾不升清，湿浊邪毒内蕴于下焦。故治以四逆散化裁配伍紫草疏肝解郁、凉血解毒，土茯苓、白英、生薏苡仁、白花蛇舌草清热解毒、抗癌散结，黄芪、太子参、白术益气健脾，女贞子滋补肝肾，益智仁温脾肾、开胃纳，佐以陈皮、炒三仙、甘草和胃消食、缓和药性。复诊患者发现乙状结肠息肉，伴有便血，腹痛，故治以益气健脾、理气和中、凉血止血配合扶正培本、抗癌解毒。经前后调治近 2 年，CA125 正常，患者子宫肌瘤缩小，病情稳定。

━━ 师徒问对录 ━━

问：请您介绍对于宫颈癌的辨病用药的经验。

答：辨病选药常用柴胡、白芍、枳壳、紫草，疏肝和脾、理气散结、凉血解毒。其辨病选药与乳腺癌相类，因为两病均与肝、脾、肾功能失调密切相关，均为气郁与湿热痰瘀为患，此外，中医认为"冲为血海""任主胞胎"，生理上冲脉盛则上行为乳、下行为血，任脉充盈则可受孕种胎，经络上冲任之脉上连乳房、下络胞宫，因此，虽然部位有上下之别，然而病机相近。对于常用清热解毒抗癌类中药的选用亦与乳腺癌、卵巢癌类似，如半枝莲、白花蛇舌草、八月札、白英等。

问：您治疗恶性肿瘤常常注重和胃气，能否介绍思路？

答：在具体治疗上往往"护胃气"，即治未病的体现，护胃气往往首选调理脾胃、扶助正气的药物进行治疗。对气虚血瘀的患者，用益气养阴、扶助正气的药物进行治疗，达到了既补气，又益血活血的功效，可使患者临床症状明显改善，提高机体免疫功能，有利于防止癌瘤的复发和转移，从而延长生存期。

案 82 疏肝解郁、清热解毒、益气养阴法合放、化疗治疗宫颈鳞癌案

李某，女性，46 岁，2012 年 3 月初诊。

主诉：宫颈鳞癌 1 年。

现病史：患者 2011 年 3 月因阴道不规则出血于北京大学人民医院完善检查，确诊为宫颈鳞癌。TP 方案化疗 1 周期。转入北京协和医院会诊，诊断为宫颈鳞癌 II。期。放疗 38 次，顺铂增敏化疗。2011 年 7 月放疗结束。随后于中国中医科学院广安门医院接受中药治疗。

刻下症：潮热，盗汗，口干、口渴，失眠，下腹偶有疼痛，大便 5~6 次/日，便后不爽，近半月便血，色鲜红，偶有头晕、胸闷，四肢末发热，舌略暗，苔薄黄，脉弱。

辅助检查：血常规 WBC 3.4×10^9/L。

诊断：宫颈鳞癌 II。期，化、放疗后。

辨证立法：疏肝解郁、清热解毒、益气养阴。

处方：

柴　胡 10g	白　芍 12g	枳　壳 10g	紫　草 15g
土茯苓 20g	莪　术 9g	苦　参 15g	白花蛇舌草 15g
陈　皮 10g	炒三仙各 10g	黄　芪 30g	白　术 15g
木　香 10g	防　风 10g	当　归 10g	赤　芍 12g
山萸肉 15g	石　斛 15g	五味子 15g	甘　草 6g

复诊与转归：2012 年 8 月复诊，鳞癌相关抗原（SCC）0.8μg/L，B 超示：胆囊壁发低回声，息肉可能。MRI 示盆腔有少量积液。血常规及肝肾功能正常，潮热，烦躁，偶尔便血，舌略暗，苔薄黄，脉弱。处方：柴胡 10g，白芍 12g，枳壳 10g，紫草 15g，土茯苓 20g，薏苡仁 20g，仙鹤草 15g，生地炭 15g，当归 10g，黄芪 30g，石斛 15g，女贞子

15g，白术 15g，太子参 15g，郁金 10g，甘草 6g。

2012 年 12 月复诊，便血已不明显，B 超复查无特殊，右下腹痛，未发现肿物，潮热，眠差，夜尿频，舌脉同前。处方：生地炭换为仙灵脾 15g，当归换为防风 10g，石斛换为生地 15g，女贞子换为白英 15g。

2013 年 5 月复诊，CA125 及血常规正常，睡眠较前改善，二便调，舌暗红，苔薄黄，脉弱。处方：柴胡 10g，白芍 12g，枳壳 10g，紫草 15g，土茯苓 20g，薏苡仁 20g，莪术 9g，茯苓 15g，陈皮 10g，炒三仙各 10g，黄芪 30g，白术 15g，山萸肉 15g，乌药 12g，龙葵 15g，益智仁 20g，山药 15g，甘草 6g。

2014 年 6 月最后一次复诊，复查无特殊，时有盗汗，潮热，余症皆改善。

分析与体会： 本案中年女性，宫颈鳞癌Ⅱb期，化疗后，放疗后，结合症状考虑放射性肠炎，热毒内伤气阴，肝气郁滞，故治以四逆散化裁疏肝解郁，紫草、赤芍清热凉血解毒，土茯苓、莪术、苦参、白花蛇舌草清热利湿、活血消癥、散结解毒，玉屏风散益卫固表，当归补血汤养血补气，木香、陈皮行气止痛，山萸肉、石斛滋肾养阴，五味子敛肺滋肾、生津敛汗、涩精止泻，佐以炒三仙、甘草和中助运。复诊症状好转，以仙鹤草、生地炭补虚抗癌、凉血止血。前后调治 2 年 3 个月余，患者症情好转，生活质量较高。

—— 师徒问对录 ——

问： 请问对于放疗并发胃肠道不适您有哪些治疗经验？

答： 老年患者伴见大便干结，加肉苁蓉、生地、决明子补虚润肠通便，厚朴以理气通腑；久病，大便不爽、次数多加补骨脂、五味子、肉豆蔻、山萸肉以温肾暖脾、涩肠止泻；腹痛、里急后重明显加木香、砂仁、大腹皮以理气止痛；大便带血加地榆炭、槐花炭、仙鹤草以凉血止血，加三七粉以化瘀止血；久泻不止加五味子、肉豆蔻、补骨脂以温补脾肾止泻。

问：中药在术后辅助治疗中发挥怎样的作用？

答：中药的作用主要在于防止或减少复发、转移，延长生存时间。临床与实验研究初步提示，长期使用中药治疗有可能达到这一目的。扶正中药可以改善机体免疫功能；活血化瘀药主要降低血液黏度、减少血小板聚集、改善血液流变学、抑制肿瘤转移灶新血管形成。另外，关于中药对肿瘤基质降解酶、血小板黏附蛋白表达等的研究也显示了中药抗浸润、防转移作用的可能性。临床上也有术后使用中药延长了生存期的报道。

案83 疏肝解郁、化气利水法合肿瘤细胞减灭术治疗子宫内膜样癌广泛转移案

李某，女性，48 岁，2013 年 8 月初诊。

主诉： 子宫内膜样癌广泛转移，肿瘤细胞减灭术后 4 个月。

现病史： 患者 2013 年 2 月因胸腔积液行抽水处理，胸腔积液中查到腺癌细胞；PET－CT 示盆腔多发占位、肝占位、胸膜占位，双侧胸腔、腹盆腔积液。2013 年 3 月于北京协和医院 TC 方案化疗 3 周期，CA125 由 10755kU/L 降至 392kU/L，2013 年 5 月行肿瘤细胞减灭术（全子宫＋双卵巢高位结扎＋大网膜切除＋盆腔淋巴结清扫），病理示低分化子宫内膜样癌。至 2013 年 8 月 TC 方案化疗已 5 周期。

刻下症： 乏力，后背疼痛，其他无特殊不适，舌淡红，苔厚，脉弦细。

诊断： 低分化子宫内膜样癌，肿瘤细胞减灭术后，盆腔转移，肝转移，胸膜转移，胸腔积液，腹盆腔积液，化疗后。

辨证立法： 疏肝解郁、清热解毒、化气利水、健脾益肾。

处方：

柴　胡12g	白　芍12g	枳　壳10g	紫　草15g
莪　术9g	土茯苓20g	薏苡仁20g	白　英15g
陈　皮10g	炒三仙各10g	茯　苓15g	猪　苓15g
黄　芪30g	太子参15g	当　归10g	生　地12g
枸杞子15g	肉　桂3g	甘　草6g	

复诊与转归： 2013 年 12 月复诊，CA125、CA19－9 均正常，WBC 2.83×10^9/L。现偶有绞痛，舌淡红，苔薄黄，右脉细弦，左脉弱。处方减白英、莪术、猪苓、肉桂，加金荞麦 20g、僵蚕 15g、山萸肉 15g、

鸡血藤15g。

2014年5月最后一次复诊，北京协和医院胸腹部CT示无特殊异常表现，WBC 3.08×10^9/L。

分析与体会： 本案中年女性，因胸腔积液首次就诊，低分化子宫内膜样癌肿瘤细胞减灭术后，多发转移，化疗后，预后极差，结合症状考虑脾肾两虚为本，气滞、湿浊、邪毒、血瘀蕴结为标，正不胜邪，脏腑功能失调，肺失通调、脾失运化、肾不主水，故水饮内停，治疗以四逆散化裁疏肝理气，五苓散化裁通阳化气利水，紫草凉血解毒，莪术、土茯苓、薏苡仁、白英清热利湿、活血消癥、散结解毒，黄芪、太子参、当归健脾益气养血，生地、枸杞子滋补肾阴，肉桂温肾助阳，佐以陈皮、炒三仙、甘草和胃消导助运，缓和药性。前后调治1年3个月余，胸腹部CT示无特殊异常表现。

── **师徒问对录** ──

问： 您在宫颈癌、子宫内膜癌、卵巢癌中常用四逆散配伍紫草，能否简单介绍您运用紫草的思路？

答： 对于乳腺癌、卵巢癌、宫颈癌、子宫内膜癌等，选择四逆散，是从调畅气机角度出发，四种疾患均与肝、脾、肾功能失调密切相关，均为气郁与湿热痰瘀为患，此外中医认为"冲为血海""任主胞胎"，生理上冲脉盛则上行为乳、下行为血，任脉充盈则可受孕种胎，经络上冲任之脉上连乳房、下络胞宫，因此，虽然部位有上下之别，然而病机相近。配伍紫草多从气郁化热角度考虑，且乳腺癌使用内分泌疗法往往导致内热证候明显。

问： 本案多发转移，预后极差，您最终获效的思维切入点是什么？

答： 实际上还是遵循辨病论治、辨证论治相结合，以及扶正培本治则贯穿肿瘤防治始终的思路，从辨病角度，病变涉及脏腑较多，更应该从扶正培本、抗癌解毒的总体治则出发，并结合气机郁滞的核心病机，因而选择了擅长疏肝理气的四逆散，针对浆膜腔积液选择了通阳化气利水的五苓散，可以说是治疗常法。同时，对于这种多发转移的情况，还应该时时顾护患者胃气，所谓得胃气者生。

案 84 疏肝理气、清热解毒、扶正培本法合化疗治疗卵巢高分化浆液性腺癌术后案

魏某，女性，56 岁，2009 年 6 月初诊。

主诉：卵巢癌术后。

现病史：患者 2009 年 6 月在首都医科大学附属北京妇产医院行卵巢肿瘤切除术。病理示：卵巢高分化浆液性腺癌，淋巴结：3/17。手术后化疗 1 次。

刻下症：乏力，汗多，气短，纳呆，下腹胀，大便干、隔日一次，舌淡红，苔薄黄，脉弱。

辅助检查：CA125 9.06kU/L，CA19－9 30.5kU/L，CEA 0.63μg/L。

诊断：卵巢高分化浆液性腺癌术后，化疗中。

辨证立法：疏肝理气、清热解毒、扶正培本。

处方：

柴　胡 10g	白　芍 12g	枳　壳 10g	紫　草 15g
莪　术 9g	土茯苓 15g	薏苡仁 20g	白花蛇舌草 15g
炒三仙各 10g	黄　芪 30g	当　归 10g	生　地 15g
白　术 15g	女贞子 15g	肉苁蓉 15g	甘　草 6g

复诊与转归：2010 年 2 月复诊，CA19－9 29.74kU/L（29.74U/ml），眠差，睡醒汗多，足跟痛，腰痛，舌淡红，苔厚，脉较前有力。处方：柴胡 10g，白芍 12g，枳壳 10g，紫草 15g，莪术 9g，白花蛇舌草 15g，八月札 15g，土茯苓 15g，陈皮 10g，姜半夏 9g，茯苓 15g，山萸肉 15g，黄芪 30g，白术 15g，仙灵脾 10g，防风 10g，五味子 15g，甘草 6g。

2010 年 8 月复诊，CA125 5.4kU/L，CA19－9 22.4kU/L（22.4U/ml），盆腔 B 超正常，肝肾功能及血常规正常，腹胀，潮热汗出，睡眠差，大便每日 2 次，舌淡红有齿痕，脉缓。处方：柴胡 10g，白芍 12g，

枳壳 10g，紫草 15g，白术 15g，防风 10g，黄芩 10g，当归 10g，龙葵 15g，土茯苓 15g，虎杖 15g，陈皮 10g，炒三仙各 10g，黄芪 30g，仙灵脾 10g，甘草 6g。

2011 年 2 月复诊，CA125 及 CEA 正常，B 超正常，现睡眠差，口腔溃疡，纳可，二便调，舌淡红，苔薄黄，脉弱。处方：柴胡 10g，白芍 12g，枳壳 10g，紫草 15g，莪术 9g，土茯苓 15g，薏苡仁 20g，僵蚕 15g，陈皮 10g，炒三仙各 10g，黄芪 30g，太子参 15g，当归 10g，酸枣仁 15g，甘草 6g。

2011 年 4 月复诊，CA125、CA19 - 9 及 CEA 均正常，血常规及肝肾功能正常，腹胀，梦多，汗多，大便不干，舌脉同前，处方：上方以煅牡蛎 15g 换莪术、金荞麦 15g 换僵蚕，加白花蛇舌草 15g、仙灵脾 10g。

2013 年 4 月复诊，CA125、CA19 - 9 及 CEA 均正常，血常规及肝肾功能正常，胸部 X 线片及腹部 B 超无特殊病变，大便黏滞不爽，余无其他症状，舌略暗，苔薄，脉弱。处方：柴胡 10g，白芍 12g，枳壳 10g，益智仁 20g，土茯苓 15g，薏苡仁 20g，白英 15g，僵蚕 15g，陈皮 10g，炒三仙各 10g，龙眼肉 15g，酸枣仁 20g，木香 9g，黄芪 30g，太子参 15g，白术 15g，枸杞子 15g，厚朴 6g，甘草 6g。

2014 年 6 月最后一次复诊，复查均无特殊表现。

分析与体会：本案卵巢高分化浆液性腺癌术后，化疗中，结合症状考虑脾肾两虚、气血不足为本，肝郁气结、湿热浊毒内蕴为标，故治以四逆散化裁疏肝理气、解郁散结，紫草清热凉血解毒，莪术、土茯苓、白花蛇舌草、薏苡仁活血消癥、利湿解毒、清热抗癌，黄芪、白术、当归健脾益气、养血和血，生地、女贞子、肉苁蓉滋阴助阳、补益精血、扶正培本，佐以炒三仙、甘草和胃助运、缓和药性。其后调整扶正培本、抗癌解毒药物，患者肿瘤标志物指标逐步下降，术后生存期达到 5 年，病情稳定，生活质量较高。

问：您如何认识卵巢癌的病机？

答：卵巢癌发病与正气亏虚，肝、脾、肾三脏功能失调，痰瘀内结相关。或因先天禀赋不足，或因外邪内侵，或因七情饮食劳倦，脏腑经络功能失调，气机逆乱，血脉瘀滞，水湿输布异常，凝为痰饮，阻滞冲任督带，结聚成积。本病病位在胞宫，与肝、脾、肾三脏和冲、任、督、带四脉关系密切。核心病机与宫颈癌相类。

问：您能否介绍下紫草的应用经验？

答：紫草入心、肝经，具有凉血活血、解毒透疹的功效，《神农本草经》云其"主治心腹邪气，五疸，补中益气，利九窍，通水道"。现代药理学证实其具有抗肿瘤、抗生育、抗炎作用，其抗生育作用经过动物实验证实可以阻止卵泡发育成熟。故临床常用于乳腺癌、宫颈癌、卵巢癌等的治疗，既取其清热抗癌之功，又取其降低乳腺癌、宫颈癌、卵巢癌复发风险的作用。此外，紫草还具有防治内分泌疗法不良反应的作用。

案 85 疏肝理气、扶正抗癌法合化疗治疗卵巢浆液性乳头状癌术后案

马某，女性，50 岁，2010 年 8 月初诊。

主诉： 发现右侧卵巢囊肿 8 年余，卵巢癌术后、化疗后 1 年。

现病史： 患者 2002 年体检发现右侧卵巢囊肿 3.2cm×2cm，2009 年 4 月查囊肿吸收。2009 年 10 月体检发现原囊肿位置有鸡蛋大小肿物，于 2009 年 12 月在北京大学人民医院行切除术，术中病理为浆液性乳头状癌，遂行双侧卵巢囊肿剥除术 + 右侧输卵管切除术，中转开腹行全子宫 + 双附件 + 大网膜 + 盆腔 + 腹主动脉旁淋巴结 + 阑尾切除术及腹腔化疗术。术后病理：ER（< 25% +），PR（< 25% +），Ki - 67（< 10% +）；大网膜、肠管、肠系膜未见异常；淋巴结（0/31）。术后行顺铂 100mg 腹腔化疗。2010 年 1 月至 2010 年 4 月行 TC 方案化疗，肿瘤标志物降至正常。2010 年 5 月复查发现左肾积水，左侧子宫内膜后壁肿物，行手术切除。术中内置引流管，通向膀胱，以排肾积水。术后行 4 次化疗，方案同前。

刻下症： 腹部疼痛痉挛，腰酸，小便频数，尿不尽，每小时 1 次，乏力，舌淡红，苔薄黄，脉弱。

既往史： 干燥综合征病史 2 年。

辅助检查： 肿瘤标志物均正常。

诊断： 右侧卵巢浆液性乳头状癌术后，化疗后，左侧肾积水。

辨证立法： 疏肝理气、扶正抗癌。

处方：

柴 胡 10g	白 芍 12g	枳 壳 10g	紫 草 15g
莪 术 9g	土茯苓 15g	夏枯草 15g	薏苡仁 20g
陈 皮 10g	炒三仙各 10g	黄 芪 30g	当 归 10g

太子参_{15g}　　　白　术_{15g}　　　女贞子_{15g}　　　甘　草_{6g}

复诊与转归： 2010 年 10 月复诊，复查无特殊表现，心悸，眠差，腰痛，夜尿频，舌淡红，苔薄，脉弱。处方：柴胡 10g，白芍 12g，枳壳 10g，紫草 15g，僵蚕 15g，土茯苓 15g，白花蛇舌草 15g，薏苡仁 20g，陈皮 10g，炒三仙各 10g，黄芪 30g，麦冬 10g，太子参 15g，白术 15g，五味子 15g，甘草 6g。

2011 年 3 月复诊，肾积水较轻，已拔出引流管，气短，但不乏力，潮热，汗出，舌脉同前。处方：柴胡 10g，白芍 12g，枳壳 10g，紫草 15g，白术 15g，土茯苓 15g，薏苡仁 20g，莪术 9g，白英 15g，陈皮 10g，炒三仙各 10g，黄芪 30g，升麻 6g，枸杞子 15g，茯苓 15g，甘草 6g。

2012 年 2 月复诊，复查无特殊表现，纳可，眠可，无潮热汗出，舌略暗，苔薄黄，脉较前有力。处方：土茯苓 20g，薏苡仁 20g，陈皮 10g，炒三仙各 10g，白英 15g，龙葵 15g，白术 15g，芡实 15g，黄芪 30g，当归 10g，女贞子 15g，枳壳 10g，郁金 15g，茯苓 15g，白豆蔻 5g，甘草 6g。

2013 年 11 月复诊，复查无特殊表现，无明显不适，舌略暗，苔薄黄，脉弱。处方：柴胡 12g，白芍 12g，枳壳 10g，夏枯草 15g，僵蚕 15g，白花蛇舌草 15g，虎杖 10g，姜半夏 6g，茯苓 15g，炒三仙各 10g，当归 10g，黄芪 30g，太子参 15g，白术 15g，乌药 15g，甘草 6g。

2014 年 7 月最后一次复诊，复查均无特殊表现。

分析与体会： 本案右侧卵巢浆液性乳头状癌术后，化疗后，左侧肾积水，结合症状考虑脾肾两虚、肝郁气滞、邪毒内结，故治以四逆散化裁疏肝理气，紫草清热凉血解毒，莪术、土茯苓、夏枯草、薏苡仁活血利湿、清热散结、抗癌解毒，黄芪、白术、太子参、当归健脾益气、养血和血，女贞子滋补肝肾，佐以陈皮、炒三仙、甘草和胃助运、缓和药性。复诊心悸、眠差考虑气阴两虚，以生脉散益气养阴生津。前后调治 4 年余，患者病情稳定，生活质量较高。

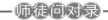

问：请您简要介绍对于卵巢癌的辨病用药经验？

答：针对卵巢癌辨病选药常用柴胡、白芍、枳壳、郁金、延胡索，疏肝和脾、理气散结、活血化瘀，其辨病选药与乳腺癌、宫颈癌相似，因为核心病机均涉及冲任不和与气郁痰瘀内阻。四逆散疏肝和脾、理气解郁，郁金、延胡索行气活血定痛。

问：如何从中西医结合角度体会个体化诊疗观念？

答：是局部与整体、微观与宏观兼顾，同病异治实际上是个体化诊疗的进一步体现，现代医学和传统医学都有个体化诊疗概念，如分子靶向治疗和中医的辨证论治，但是从评价体系上看，中医更倾向于关注脏腑机体整体功能的协调有序和患者的生存质量，而西医更倾向于关注肿瘤大小的变化、实验室替代指标的改善等，实际上是在宏观与微观、整体与局部的关注上体现的差异。如果中西医结合防治肿瘤能够将两者兼顾统筹起来将会更有利于个体化治疗方案的制订。

案 86 疏肝解郁、健脾和胃、抗癌解毒法合化疗治疗卵巢浆液性乳头状腺癌术后案

毕某，女性，59 岁，2011 年 6 月初诊。

主诉： 左卵巢癌术后 40 天，化疗中。

现病史： 患者因左卵巢癌Ⅲc 于 2011 年 4 月在天津医科大学总医院行 "全子宫 + 双附件 + 大网膜切除、盆腔腹主动脉旁淋巴结清扫术"，术后病理示：左卵巢浆液性乳头状腺癌；左侧输卵管可见癌侵犯；腹主动脉旁淋巴结可见转移癌（2/9），余未见转移癌。手术后化疗 2 次（PT 方案），末次化疗 6 月 7 日。自 1 个月前多次出现下肢肿，查 B 超示：左髂窝包块 8.1cm × 5.1cm × 4.6cm，诊断为盆腔淋巴结肿，已切除。

刻下症： 乏力，右下肢水肿，纳差，入眠困难，睡后易醒，舌淡红，苔薄黄，脉右缓左弱。

辅助检查： 血常规、肿瘤标志物均正常。

诊断： 左侧卵巢浆液性乳头状腺癌术后，化疗后，左髂窝恶性包块术后。

辨证立法： 疏肝解郁、健脾和胃、抗癌解毒。

处方：

柴　胡 10g	白　芍 12g	枳　壳 10g	紫　草 15g
土茯苓 20g	莪　术 9g	薏苡仁 20g	白花蛇舌草 15g
陈　皮 10g	炒三仙各 10g	姜半夏 9g	黄　芪 30g
当　归 10g	益智仁 20g	白　术 15g	女贞子 15g
甘　草 6g			

复诊与转归： 2014 年 2 月复诊，纳可，睡眠少，大便不成形，耳

鸣，眼干，无潮热盗汗，舌淡红，苔薄黄，脉细弦。处方：柴胡 10g，白芍 12g，枳壳 10g，乌药 15g，土茯苓 20g，草河车 15g，夏枯草 15g，薏苡仁 20g，陈皮 10g，炒三仙各 10g，白术 15g，山药 15g，黄芪 30g，当归 10g，太子参 15g，益智仁 20g，酸枣仁 15g，煅牡蛎 15g，甘草 6g。

2014 年 5 月最后一次复诊，CEA 正常，除右下腹部偶有疼痛外余症不明显。

分析与体会：本案为左侧卵巢浆液性乳头状腺癌术后，化疗后，左髂窝恶性包块术后结合症状考虑证属正气内虚，邪气内蕴，肝郁气滞，脾胃不和，故治以四逆散化裁疏肝理气，紫草清热凉血解毒，莪术、土茯苓、白花蛇舌草、薏苡仁活血利湿、清热散结、抗癌解毒，陈皮、半夏理气和胃、化痰降逆，黄芪、白术、当归健脾益气、养血和血，女贞子滋补肝肾，益智仁温脾肾、开胃纳，佐以炒三仙、甘草和胃助运、缓和药性。复诊因大便不成形、眠少，故以益气健脾加入酸枣仁养肝血、助睡眠，煅牡蛎止泻收敛。前后调治 3 年余，患者病情稳定，生活质量较高。

师徒问对录

问：您对扶正培本药物有何认识？

答：凡具有扶助正气、培植本元作用，治疗虚损不足的药物，称之为扶正培本药物。肿瘤患者常有"内虚"，正气不足而后邪气踞之。肿瘤又是一类全身性消耗性疾病，常可因病致虚，故补虚扶正是治疗肿瘤患者的最重要法则之一。本类药物主要是调补脏腑、气血、阴阳，故有补气、温阳、滋阴、养血、调理脏腑等几方面。根据辨证施治的原则，把扶正培本与祛邪抗癌很好地结合起来，可进一步提高疗效。

问：您对于神曲的应用有何经验？

答：神曲，味甘辛，性温，具有消食、健脾、和胃之功效，用于各种恶性肿瘤见有食积之证，尤其适用于放、化疗后消化功能障碍。《药性论》云其："化水谷宿食、癥结积滞，健脾暖胃。"《本草新编》云其："下气调中，止泻，开胃，化水谷，消宿食，破癥结，逐积痰，疗妇人胎动不安，治小儿胸腹坚满。行而不损，与健脾胃之药同用，多寡勿忌。"临床可将炒三仙（炒山楂、炒神曲、炒麦芽）一起使用，因肿瘤患者在晚期多饮食欠佳，伍用该药取其消食和胃之功，也体现了时时注意顾护脾胃的思想。

案87 疏肝解郁、健脾益肾、抗癌解毒法治疗双侧卵巢透明细胞癌术后案

王某，女性，71岁，2011年11月初诊。

主诉：发现下腹包块4个月。

现病史：患者4个月前发现下腹包块，于2011年10月在北京协和医院行"全子宫＋双附件＋大网膜切除"。术后病理：左、右卵巢透明细胞癌，累及右侧子宫浆膜及左侧卵巢组织。因年龄大，心脏搭桥10年余，术后未行放、化疗。

刻下症：目前患者小便不畅，腹胀，舌淡红，苔薄黄，右脉弦。

既往史：高血压病史20年。

辅助检查：术前CA125 71.5kU/L。

诊断：双侧卵巢透明细胞癌术后。

辨证立法：疏肝解郁、健脾益肾、抗癌解毒。

处方：

柴　胡10g	白　芍12g	枳　壳10g	紫　草15g
土茯苓20g	龙　葵15g	白　英15g	薏苡仁20g
陈　皮10g	炒三仙各10g	黄　芪30g	太子参15g
当　归10g	益智仁20g	白　术15g	女贞子15g
甘　草6g			

复诊与转归：2012年2月复诊，腹胀减轻，但肝区疼痛，大便正常，舌淡红，苔薄黄，脉细数。上方减龙葵、白英、当归、益智仁，加莪术9g、延胡索10g、酸枣仁15g、芡实15g。

2012年10月复诊，CEA 6.56μg/L，CA125、CA19-9均正常，现舌麻，鼻干，大便干，舌淡红，苔薄黄，右脉弦。处方：柴胡10g，白芍12g，枳壳10g，郁金10g，白英15g，土茯苓20g，薏苡仁20g，草河

车 15g，陈皮 10g，炒三仙各 10g，黄芪 30g，太子参 15g，白术 15g，女贞子 15g，山药 15g，甘草 6g。

2013 年 10 月复诊，CEA 6.98μg/L，CA125、CA19－9 均正常，右胁疼痛，痰黏，大便不成形，纳可，舌淡红，苔薄黄，右脉略滑，左脉弱。处方：柴胡 10g，白芍 12g，枳壳 10g，郁金 10g，土茯苓 20g，薏苡仁 20g，白英 15g，半枝莲 15g，陈皮 10g，炒三仙各 10g，黄芪 30g，太子参 15g，白术 15g，山药 15g，益智仁 20g，酸枣仁 15g，甘草 6g。

2014 年 5 月最后一次复诊，CEA 降至 5.7μg/L，CA125、CA19－9 均正常，口略干，余症不明显。

分析与体会：本案老年女性，双侧卵巢透明细胞癌术后，未行放、化疗，故治以四逆散化裁疏肝理气，紫草清热凉血解毒，土茯苓、龙葵、白英、薏苡仁清热利湿、活血消癥、抗癌散结，黄芪、太子参、白术、当归健脾益气、养血和血，女贞子滋补肝肾，益智仁温脾肾、开胃纳，佐以陈皮、炒三仙、甘草和胃助运、缓和药性。复诊因肝区疼痛，以延胡索理气活血止痛。前后调治 2 年 6 个月余，患者带瘤生存，病情相对稳定。

—— 师徒问对录 ——

问：您如何认识肿瘤治疗中祛邪与扶正的关系？

答：应时刻从患者出发，正确处理祛邪与扶正的关系，做到祛邪不伤正，扶正以祛邪，在注重患者自身的同时，最大限度改善患者的临床症状。如对待老年、儿童肿瘤患者，因其脏腑柔弱，不能一味攻逐，要本着"祛邪而不伤正""大积大聚，衰其大半而止"的原则。这与近年来现代医学提高患者生存质量、延长患者生存时间为终极目标的治疗理念不谋而合。中医药治疗肿瘤的特色并不在于直接攻伐肿瘤，扶正与解毒抗癌并非矛盾，"养正积自除"。现代药理学研究业已证实这一观点，部分益气扶正药，如黄芪、人参等的提取成分，可通过改变机体的免疫状态达到抗癌消瘤的目的。我们在临床中综合中医理论与现代研究，坚持以扶正为主，攻邪为辅治疗肺癌的治疗原则，每获良效。

问： 请您介绍您运用女贞子的经验。

答： 女贞子滋肾益肝、乌须明目，《神农本草经》云其"主补中，安五脏，养精神"。现代药理学研究证实，其除了具有抗衰老、调节免疫功能等作用外，还有雄、雌性激素双向调节作用，用于肿瘤治疗主要从扶正培本、滋补肝肾着眼。

案 88 疏肝理气、清热解毒、健脾益肾法合化疗治疗右卵巢低分化腺癌减灭术后直肠侵袭案

张某，女性，41 岁，2012 年 9 月初诊。

主诉：卵巢癌术后 2 年。

现病史：患者 2010 年 12 月因"阴道连续分泌淡黄色液体 40 余天，伴左下腹胀痛"就诊于阜新市第二人民医院，B 超显示"右侧卵泡内见中等回音，3.9cm×1.3cm，血流丰富，与卵巢分界不清"，CA125 49.3kU/L，遂就诊于中国医科大学附属盛京医院，复查盆腔 B 超示"右附件区可见 8.1cm×4.7cm×6.5cm 囊血混合性肿物，形态不规则，不除外输卵管癌"。盆腔 CT 示"右附件区囊血混合性占位 5.4cm×3.9cm，可疑恶性"。于 2010 年 12 月行"肿瘤细胞减灭术"，术后病理示"右侧输卵管癌（低分化），浸润右卵巢，直肠表面见癌组织盆腔淋巴结转移（1/8）"，自 2011 年 1 月起行"紫杉醇+奈达铂"化疗 12 次，本次化疗于 2012 年 8 月完成。

刻下症：乏力，腰骶部时有疼痛，劳累后加重，气短，潮热，纳可，偶有恶心，眠差，易醒，偶有下腹疼痛，舌淡红，苔薄黄，脉数。

辅助检查：CA125 3.8kU/L，CA15-3 9.3kU/L，CEA 1.35μg/L。

诊断：右侧卵巢低分化腺癌减灭术后，直肠侵犯，盆腔淋巴结转移，化疗后。

辨证立法：疏肝理气、清热解毒、健脾益肾。

处方：

柴 胡 10g	白 芍 12g	枳 壳 15g	紫 草 15g
莪 术 9g	白 英 15g	土茯苓 15g	金荞麦 20g
陈 皮 10g	炒三仙各 10g	延胡索 10g	黄 芪 30g

太子参 15g　　白　术 15g　　枸杞子 15g　　栀　子 10g

木　香 10g　　白豆蔻 5g　　甘　草 6g

复诊与转归：2012 年 12 月复诊，现有口腔溃疡，潮热汗出，纳可，二便调，舌脉同前。减莪术、延胡索、栀子、木香，加生薏苡仁 20g、草河车 20g、当归 10g、仙灵脾 15g、郁金 20g。

2013 年 6 月复诊，CEA、CA125 均恢复正常范围，左腹股沟处疼痛，胃脘不适，舌淡红苔薄黄，脉细。处方：柴胡 10g，白芍 12g，枳壳 10g，乌药 12g，龙葵 15g，沙参 10g，桔梗 9g，五味子 10g，石斛 12g，黄芪 30g，白术 15g，山萸肉 15g，莪术 9g，金荞麦 20g，白英 15g，紫草 12g，紫苏梗 10g，甘草 6g。

2014 年 2 月最后一次复诊，仍有轻微潮热症状。

分析与体会：本案中年女性，右侧卵巢低分化腺癌肿瘤细胞减灭术后，直肠侵袭，盆腔淋巴结转移，化疗后，临床症状较多，邪毒内蕴、肝郁气结、络脉不通则见腰骶部时有疼痛、偶有下腹疼痛，气郁化热、伤阴耗气则见乏力气短、潮热、眠差，肝气犯胃、化疗毒邪败坏脾胃，则见恶心。故治以四逆散化裁疏肝理气，紫草凉血解毒，莪术、白英、土茯苓、金荞麦清热利湿解毒、活血消癥散结，黄芪、太子参、白术益气健脾，枸杞子滋补肝肾，栀子清热泻火，木香、延胡索行气活血止痛，白豆蔻化湿行气、温中止呕，陈皮、炒三仙、甘草理气和胃助运。复诊以仙灵脾温补脾肾，郁金解郁活血止痛。前后调治 1 年 5 个月余，患者症状减轻，病情稳定。

——— 师徒问对录 ———

问：中药的选用是否与卵巢癌患者年龄有关？

答：在卵巢癌治疗中体质因素是非常重要的，我们认为青年气血方刚，正气充盛，治之应以攻为主，适当兼顾正气，此合"留者攻之"之旨；中年气血盛满，阴阳平衡，治之当以攻补兼施，协调阴阳平衡；老年气血渐衰，阴阳皆虚，治之应以补为主，而不忘其攻，毕竟癌毒之因未除。

问：能否简述您对于肿瘤治未病的思路？

答：肿瘤治未病有三个层次。第一，见肝之病，知肝传脾，当先实脾。临床上要注意总结疾病的传变规律，及早应对。第二，癌前病变的治疗。癌积既成，终属难治，逆转癌前病变或延迟患癌的时间将有更大的社会意义。第三，术后防转移。术后余毒未清，应用扶正为主的方法，增强人体正气，防止肿瘤复发转移。

案89　疏肝理气止痛、清热化湿解毒法治疗卵巢低分化癌术后肝占位案

朱某，女性，65 岁，2013 年 8 月初诊。

主诉：卵巢癌术后 7 年，发现肝占位半月。

现病史：患者 2006 年因"自行触摸到腹部肿块"就诊于陕西省肿瘤医院，行"子宫 + 双附件及淋巴结清扫术"，术后病理示"低分化癌"。术后化疗 6 次，末次于 2007 年结束，后定期复查。至 2013 年 7 月患者因"肝区肿痛"就诊于陕西省肿瘤医院，盆腔 MRI 示"脐下水平肠系膜周围脂肪间隙内可见 3.3cm×4.3cm 不规则肿块：肝右叶边缘可见 9.3cm×10cm×7.6cm 分叶状团块影，考虑转移可能。"当地医院建议手术治疗。

刻下症：肝区疼痛，无腹痛腹胀，眠差，大便干，舌稍暗有齿痕，苔薄黄，脉细。

辅助检查：肝功能检查 AST 49U/L，LDH 1460U/L，GGT 61U/L。肿瘤标志物：AFP 22.58μg/L。

诊断：卵巢低分化癌术后，化疗后，肝转移？腹腔转移？

辨证立法：疏肝理气止痛、清热化湿解毒。

处方：

柴　胡 12g	白　芍 12g	枳　壳 10g	延胡索 9g
徐长卿 15g	茵　陈 15g	夏枯草 15g	竹　茹 10g
土茯苓 20g	生薏苡仁 20g	莪　术 9g	金荞麦 20g
陈　皮 10g	炒三仙各 10g	黄　芪 30g	太子参 15g
白　术 15g	女贞子 15g	肉苁蓉 20g	甘　草 6g

复诊与转归：2013 年 12 月复诊，中国人民解放军第三○七医院 PET - CT 示：盆腔内高代谢软组织肿物（5cm×4.6cm×6.4cm）及肝

内高代谢低密度肿物（12.6cm×12.2cm），考虑转移癌，乙状结肠受侵可能；左眼眶内无代谢软组织影，考虑良性血管瘤；胆囊结石，双肾囊肿，双肺炎症并陈旧性病变，右下肺膨胀不全。舌淡红有齿痕，苔薄，脉弱。前方减夏枯草、竹茹、莪术、金荞麦，加乌药15g、僵蚕15g、八月札15g、茯苓15g。

2014年4月最后一次复诊，中国人民解放军第三〇二医院MRI示：盆腔少量积液，肝内占位缩小。AST 42U/L。血常规、CEA正常。生存期已超过8年。

分析与体会： 本案为卵巢低分化癌术后，化疗后，PET－CT考虑肝脏与盆腔转移癌，乙状结肠受侵，结合症状考虑邪毒炽盛，气滞血瘀，浊毒内蕴，肝气不和，脾肾亏虚。故治以四逆散化裁疏肝理气，延胡索、徐长卿清热活血止痛，茵陈、夏枯草、竹茹清利肝胆、软坚散结、化痰和胃，土茯苓、生薏苡仁、莪术、金荞麦清热利湿、活血解毒、散结抗癌，黄芪、太子参、白术益气健脾，女贞子滋补肝肾，肉苁蓉温补脾肾、补益精血，佐以陈皮、炒三仙、甘草和胃助运。复诊调整抗癌解毒药物，并以茯苓利水渗湿，前后调治1年余，患者的症状及影像学、替代指标均有所好转，病情相对稳定。

— 师徒问对录 —

问：请您简述治疗癌痛的经验。

答：临床常加用行气、活血止痛之品，如木香、香附、延胡索、乌药、川楝子、佛手、徐长卿等。除了内服之外，中医药对癌性疼痛有外治法，中国中医科学院广安门医院已故名老中医段凤舞先生的段氏消癥止痛方，是治疗痛证实践经验的总结，有化癌解毒、除痰散结、活血止痛之功效。临床实践表明，段氏消癥止痛外用方外敷治疗骨转移疼痛，有利于缓解疼痛，并能减少止痛药的用量，提高患者的生活质量。

问：能否从整体上介绍您的肿瘤辨病治疗思路？

答：辨病论治肿瘤的经验，来源于其中医与西医相结合、辨病与辨证相结合、扶正与祛邪相结合、综合治疗与个体治疗相结合、整体与局部相结合的防治理念。从处方思路上分析，其处方多由辨病论治、辨证论治、扶正培本、解毒化瘀抗癌、和胃消导等要素构成，其中辨病论治既针对病位，又切中核心病机，是一种对于主要矛盾的把握，并且其辨病论治在个性中存在共性，如胰腺癌、胆囊癌、乳腺癌、卵巢癌、宫颈癌等多运用四逆散，从调畅气机角度出发。其辨病论治的核心是对于病位、病机、病势的整体把握和辨证思维过程，例如，对于上文未述及的小肠肿瘤，以白术、山药、枳壳、益智仁健脾和中，配以柴胡、白芍、延胡索行气活血，从肝、脾论治，兼顾运化与疏泄，这种整体观念指导的辨病论治思路，是对辨证论治的补充和提升，具有较强的临床实际意义。

案90 化痰散结、养阴解毒法合化疗治疗弥漫大B细胞淋巴瘤案

于某，女性，67岁，2009年7月初诊。

主诉： 发现弥漫大B细胞淋巴瘤1年余。

现病史： 2008年1月因腰腹疼痛、发热盗汗、大便困难、消瘦加重，于北京协和医院以及中国人民解放军总医院行B超示：右下腹血管多发实性占位。穿刺病理示：弥漫大B细胞淋巴瘤。行R-CHOP方案化疗6周期，末次化疗于2008年6月1日结束。2008年8月腹部B超示：腹主动脉旁可见2.0cm×1.0cm结节。后一直服用中药治疗（具体药物不详），病灶稳定。

刻下症： 胃痛，盗汗，无发热，小便不畅，大便急，舌淡红，苔薄黄，脉略滑。

诊断： 非霍奇金淋巴瘤，弥漫大B细胞淋巴瘤，化疗后。

辨证立法： 化痰散结、养阴解毒。

处方：

夏枯草15g	天冬10g	草河车15g	白花蛇舌草15g
陈皮10g	茯苓15g	北沙参10g	麦冬10g
炒白术15g	炒山药10g	枳壳10g	炒三仙各10g
生黄芪30g	枸杞子15g	炒栀子10g	生甘草6g

复诊与转归： 2009年11月26日复诊。患者诉少腹痛，汗多，乏力，尿多，但无尿急，尿蛋白（+），舌略暗，苔薄，脉缓。腹部B超示：胆结石，余无殊。胃镜提示幽门螺杆菌（+）。处方予逍遥散加减以疏肝理气止痛：柴胡10g，白芍10g，香附10g，延胡索10g，土茯苓15g，生薏苡仁20g，莪术9g，陈皮10g，姜半夏9g，茯苓15g，生黄芪30g，炒白术15g，枸杞子15g，炒三仙各10g，黄柏5g，生甘草6g。后

因无少腹痛，故去柴胡、白芍、香附，加夏枯草 15g、天冬 10g、白花蛇舌草 15g。

2012 年 9 月 12 日腹部 B 超示：右髂血管旁低回声结节 1.2cm × 0.9cm。舌淡红，苔黄，脉缓。处方：夏枯草 15g，土茯苓 20g，僵蚕 15g，莪术 9g，陈皮 10g，茯苓 15g，炒栀子 10g，炒三仙各 10g，炒白术 15g，枳壳 10g，郁金 10g，生黄芪 30g，太子参 15g，女贞子 15g，白豆蔻 5g，生甘草 6g。以化痰散结、扶正解毒为主。

2013 年 1 月 9 日复诊：睡眠差，烦躁，纳可，大便可，尿痛尿急，舌淡红，苔薄，脉缓。考虑为肝气郁结，故仍用逍遥散加减为治。

2014 年 2 月 19 日末次门诊：复查腹部 B 超无殊。因仍有尿痛，夜尿多，尿蛋白（+），考虑为糖尿病肾损害，故建议去肾内科或内分泌科诊治。

分析与体会：本案老年女性，非霍奇金淋巴瘤，弥漫大 B 细胞淋巴瘤，化疗后，考虑气阴两虚、脾肾不足为本，痰浊邪毒内蕴化热为标，故以夏枯草、天冬、白花蛇舌草、草河车、栀子清热解毒、散结抗癌，配伍沙参、麦冬养阴生津，陈皮、茯苓健脾化痰，白术、枳壳健脾和胃、理气止痛，山药、生黄芪健脾益气，枸杞子滋补肝肾，佐以炒三仙、甘草和胃助运。复诊因少腹痛等症状，予疏肝健脾、理气止痛为法。前后调治 4 年 7 个月余，患者病情稳定。

───── 师徒问对录 ─────

问：您如何认识恶性淋巴瘤的病机？

答：恶性淋巴瘤症状散见于传统医学中"石疽""恶核""失荣"等论述范畴。如《诸病源候论》云："此由寒气客于经络，与血气相搏，血凝结而成疽也。其寒毒偏多，则气结聚而皮厚，状如痤疖，硬如石，故谓之石疽也。"恶性淋巴瘤的发病多由正气内虚，寒凝、气滞、痰毒、血瘀壅滞经络而成，如《证治准绳》云："石痈石疽，谓痈疽肿硬如石，久不作脓者是也。"其核心病机为肺脾肾虚、痰瘀郁结，"痰""毒""瘀"为主要病理因素，其治法在扶正基础上，当以化痰散结、散瘀解毒为法。

问：您使用莪术的经验有哪些？

答：莪术，味辛、苦，性温。有行气破血、消积止痛之功效，用于各种恶性肿瘤见有瘀滞之证者。《本草图经》云其"医家治积聚诸气，为最要之药"。《医学衷中参西录》云其"为化瘀血之要药，以治男子痃癖，女子癥瘕，月闭不通，性非猛烈而建功甚速。其行气之力，又能治心腹疼痛，胁下胀疼，一切血凝气滞之证。若与参、术、芪诸药并用，大能开胃进食，调血和血"。现代药理学证实莪术挥发油有杀死癌细胞的作用，莪术醇有抑瘤作用，莪术油可通过免疫系统使宿主特异性免疫增强而获得明显的免疫保护效应，同时还有放射增敏性抑瘤作用和对白细胞的明显保护作用。临床将其广泛运用于各类肿瘤，以切合气滞血瘀之核心病机。

案 91 清热养阴、化痰散结法治疗腰椎 非霍奇金 B 细胞淋巴瘤术后、 化疗后脾转移案

王某，男性，70 岁，2010 年 9 月 8 日初诊。

主诉： 发现腰椎非霍奇金 B 细胞淋巴瘤 1 年。

现病史： 2009 年 9 月因腰酸不适，查腰椎 MRI 示：腰椎占位。2010 年 7 月于中国人民解放军总医院行"腰椎后路椎板切开减压、肿瘤切除、骨水泥植入、椎弓根螺钉内固定术"，术后病理示：非霍奇金 B 细胞淋巴瘤。2010 年 8 月于中国医学科学院肿瘤医院行 2 周期化疗（具体方案不详）。2010 年 8 月 19 日腹盆腔 CT 示：脾脏增大，内可见低密度肿物，大小约 2.8cm×3.4cm，考虑为脾转移。

刻下症： 口干，纳眠可，二便可。舌淡红，苔薄白，脉弱。

辅助检查： 生化全项中 GLU 7.84mmol/L，钙 1.96mmol/L。血常规：未见明显异常。

诊断： 腰椎非霍奇金 B 细胞淋巴瘤术后、化疗后脾转移。

辨证立法： 清热养阴、化痰散结。

处方：

夏枯草 15g	天 冬 10g	土茯苓 15g	白花蛇舌草 15g
生薏苡仁 20g	僵 蚕 15g	陈 皮 10g	茯 苓 15g
法半夏 9g	炒三仙各 10g	生黄芪 30g	太子参 15g
炒白术 15g	益智仁 20g	紫苏梗 10g	生甘草 6g

复诊与转归： 2011 年 2 月 24 日复诊：患者诉头晕，口干，纳可，双下肢肿胀，尿频，大便可，舌淡红，苔薄，脉弱。调整处方如下：熟地黄 15g，砂仁 3g，山萸肉 15g，生薏苡仁 20g，土茯苓 20g，夏枯草 15g，莪术 9g，泽泻 10g，茯苓 15g，猪苓 15g，肉桂 5g，炒白术 15g，

生黄芪 30g，当归 10g，炒三仙各 10g，生甘草 6g。

2011 年 8 月 3 日复诊：6 月 15 日复查腰椎 CT 示：腰椎术后改变，余无殊。仍用上方加减为治。

2012 年 11 月 8 日复诊：因无症状一年余未复查。偶有头晕，余未诉明显不适，舌淡红，脉弱。处方：夏枯草 15g，土茯苓 20g，白英15g，莪术 9g，陈皮 10g，茯苓 20g，法半夏 9g，郁金 10g，熟地黄 15g，山药 15g，枸杞子 15g，炒三仙各 10g，生黄芪 30g，炒白术 15g，益智仁 20g，生甘草 6g。

服用上方加减至 2014 年 4 月 9 日末次门诊：患者已无明显不适。因无明显不适未复查。患者已连续服用中药近 4 年，生活质量良好。

分析与体会：本案腰椎非霍奇金 B 细胞淋巴瘤术后、化疗后，脾转移，结合症状考虑痰浊内蕴化热，伤阴耗气，故以夏枯草、天冬、白花蛇舌草清热散结、养阴解毒，土茯苓、生薏苡仁、僵蚕利湿解毒、散结抗癌，六君子汤益气健脾、燥湿散结，配伍紫苏梗理气和中，配伍黄芪增强扶正培本益气之功，益智仁温脾肾、开胃纳，佐以炒三仙、甘草和中助运、调和药性。复诊双下肢肿胀，考虑水湿内停，予以五苓散加减通阳化气利水。前后调治近 4 年，患者一般情况良好。

师徒问对录

问：请您介绍您对于恶性淋巴瘤辨病选药经验与配伍思路。

答：辨病选药常用夏枯草、天冬、白花蛇舌草、土茯苓，清热解毒、散结消肿。其中夏枯草清肝泻火、散结化瘀，《神农本草经》云其有"破癥，散瘿结气"之功；天冬滋阴生津，《神农本草经》云其有"强骨髓"之功，恶性淋巴瘤起源于淋巴造血系统，中医理论认为肾主骨生髓，此外现代药理学证实天冬具有抗肿瘤作用；白花蛇舌草、土茯苓则以清热解毒、消痈散结、利湿通淋见长，共同针对"痰""瘀""毒"的标实的核心病机。

问：请您介绍痰饮水湿在肿瘤形成中的作用。

答：痰饮水湿不仅能够成为肿瘤形成的重要病因病机，肿瘤形成之后亦能进一步加重痰饮水湿的积聚。因肿瘤的发生多基于正虚及癌毒的相互作用，疾病发展缓慢，疾病发生初期，正邪交争，邪气占优势，但并未使脏腑的阴阳达到一定的偏性，临床上往往没有出现症状。当肿瘤发展到一定的阶段，邪气极盛，而正气衰，进而表现在某一脏器上时，则出现该脏器功能失调，尤其是肺、脾、肾三脏功能的失调，在津液代谢上，则出现障碍则表现为痰饮、水肿及湿病等病证。

案 92 清热解毒散结、益气养阴扶正法治疗非霍奇金淋巴瘤术后、化疗后案

解某，女性，49 岁，2003 年 10 月 25 日初诊。

主诉： 发现非霍奇金淋巴瘤 2 个月。

现病史： 患者自检发现左锁骨上包块，2003 年 8 月 5 日于北京协和医院行穿刺活检，病理示：非霍奇金淋巴瘤。行 CHOP 方案化疗 2 周期。

刻下症： 周身疼痛，乏力，纳可，二便可。舌淡红，苔薄白，脉弱。

既往史： 丙型病毒性肝炎病史。

辅助检查： 胸腹 CT 提示纵隔、腹部淋巴结肿大，脾大。

诊断： 非霍奇金淋巴瘤，化疗后。

辨证立法： 清热解毒散结、益气养阴扶正。

处方：

夏枯草 15g	天 冬 10g	连 翘 10g	白花蛇舌草 15g
金银花 10g	莪 术 9g	郁 金 10g	炒三仙各 10g
生黄芪 30g	太子参 15g	炒山药 12g	女贞子 15g
鸡血藤 15g	生甘草 10g		

复诊与转归： 患者此后行化疗 10 次，配合上方加减治疗，至 2004 年 12 月 16 日复诊，复查 CT 示，肿物基本消失。血常规：WBC 2 × 10^9/L。患者无乏力，纳眠可，二便可，舌淡红，苔薄，脉弱。上方去连翘、金银花、郁金、炒山药、女贞子、鸡血藤，加僵蚕 15g、益智仁 15g、炒白术 15g、陈皮 10g、姜半夏 9g、茯苓 15g、五味子 10g、木瓜 15g、炒栀子 10g。

2005 年 7 月 21 日复诊：复查 B 超示：双颈部、双腋下淋巴结肿大，已行 1 周期化疗。血常规：WBC 1.5×10^9/L，HGB 84g/L，PLT 65×10^9/L。调整处方，以益气养血为主：生黄芪 30g，炒白术 15g，太子参 15g，当归 10g，鸡血藤 15g，炒山药 12g，益智仁 15g，土茯苓 15g，陈皮 6g，炒三仙各 10g，菟丝子 15g，山萸肉 15g，生甘草 6g，三七粉 3g（冲），猪苓 15g，生地 15g，炒栀子 10g。

患者坚持服用中药，至 2010 年 1 月 14 日复诊无殊。其他未诉明显不适。处方：夏枯草 15g，天冬 10g，白花蛇舌草 15g，虎杖 15g，土茯苓 20g，生薏苡仁 20g，陈皮 10g，法半夏 9g，炒三仙各 10g，生黄芪 30g，炒白术 15g，防风 10g，太子参 15g，当归 10g，女贞子 15g，生甘草 10g。

2014 年 5 月 21 日末次门诊，复查未见明显异常。患者坚持服用中药 11 年，目前一般情况较好。

分析与体会：本案非霍奇金淋巴瘤，化疗后，结合症状、舌脉考虑正虚为本、邪热浊毒内蕴为标，闭阻经脉故见周身疼痛。以夏枯草、天冬、白花蛇舌草清热解毒、散结抗癌，金银花、连翘清热解毒透热，莪术、郁金活血消癥、理气止痛，黄芪、太子参、山药益气健脾，女贞子滋补肝肾、调节免疫，鸡血藤养血活血、通络止痛，佐以炒三仙、甘草助运和中、调和药性。复诊加入二陈汤以燥湿健脾、化痰散结，木瓜舒筋活络，五味子敛肺生津，山栀清热解毒。前后服药 11 年，患者病情稳定，一般情况良好。

──● 师徒问对录 ●──

问：对于长期服用中药的肿瘤患者，有何需要注意的事项？

答：对于长期服用中药的肿瘤患者，针对随访期，在扶正祛邪兼顾基础上，应将防治重心转为对于复发、转移的预防，除了定期复查外，中医药治疗应当将汤药与中成药结合应用，同时与心理疏导、导引康复、饮食起居调摄等相结合，真正做到"杂合以治"。

问： 能否介绍您的肿瘤康复理念？

答： 在肿瘤的防治中还需非常重视患者的心理康复，强调"形与神俱"和精、气、神在机体内的协调统一，当人体系统之间，或系统内部要素之间的关系失和，就需要立足于整体调和关系，这其中蕴含着形神合一的观念。对于肿瘤患者，战胜病邪的信心和积极的心理状态在肿瘤康复过程中具有非常积极的作用，正如《素问·刺法论》所提出的"修养和神"，以及《灵枢·本脏》所认为的"志意和则精神专直"。因此，在临床上时刻注意通过诚挚的关爱、耐心的语言疏导，帮助患者树立信念和积极心态，进而在中西医结合综合个体化全程干预的基础上，达到"形与神俱"的"和合"状态，促进肿瘤康复。

案 93　清热散结、利湿解毒法治疗大 T 细胞淋巴瘤 I A 期化、放疗后案

辛某，男性，54 岁，2012 年 11 月 1 日初诊。

主诉： 发现大 T 细胞淋巴瘤 1 个月余。

现病史： 患者 2010 年 7 月自行触摸到左侧颈部肿物，就诊于中国医学科学院肿瘤医院，2010 年 9 月 20 日活检病理示：间变性大 T 细胞淋巴瘤， I A 期，术后行 6 周期化疗，15 次放疗。后间断服用中药。2012 年 10 月 30 日复查 B 超示：双侧颈部及锁骨上未见明显肿大淋巴结。

刻下症： 进食后腹胀，呃逆，乏力，多梦，小便黄，大便可。舌淡红，苔薄白，脉弦滑数。

既往史： 发现血糖升高 1 个月余。

诊断： 间变性大 T 细胞淋巴瘤 I A 期，化疗后，放疗后。

辨证立法： 清热散结、利湿解毒。

处方：

夏枯草 15g	天　冬 10g	土茯苓 20g	白花蛇舌草 15g
生薏苡仁 20g	陈　皮 10g	法半夏 6g	茯　苓 15g
炒三仙各 10g	生黄芪 30g	龙　葵 15g	生白术 15g
太子参 15g	猪　苓 15g	枸杞子 15g	女贞子 15g
郁　金 10g	生甘草 6g		

复诊与转归： 2013 年 5 月 15 日复诊。复查胸腹部 CT 示：纵隔、腹部未见肿大淋巴结，右肺下叶小类结节同前。无明显不适，舌略暗，苔黄厚腻，脉缓。处方：夏枯草 15g，天冬 10g，白花蛇舌草 15g，生薏苡仁 15g，陈皮 10g，法半夏 6g，茯苓 15g，炒三仙各 10g，生黄芪 30g，龙葵 15g，草河车 15g，生白术 15g，太子参 15g，猪苓 15g，枸杞子 15g，女贞子 15g，北沙参 10g，郁金 10g，生甘草 6g。

患者服用上方加减至 2014 年 6 月 11 日末次门诊。2014 年 3 月 20 日复查胸腹部 CT 示：右肺下叶小类结节同前，其他无殊。腹部 B 超示：脂肪肝。患者无明显不适，舌稍暗，苔黄腻，脉滑数。处方如下：土茯苓 20g，生薏苡仁 20g，陈皮 10g，炒山楂 15g，乌药 15g，决明子 15g，生黄芪 30g，太子参 15g，茯苓 15g，木香 10g，白豆蔻 5g，白芍 12g，生甘草 6g，夏枯草 15g，金荞麦 15g，法半夏 9g，煅牡蛎 15g，炒山药 15g。

患者服中药 2 年，一般状况较好。

分析与体会： 本案中年男性，间变性大 T 细胞淋巴瘤 ⅠA 期，化疗后，放疗后，结合患者小便黄、脉滑数，考虑湿热内蕴化毒，脾肾两虚，故治以夏枯草、天冬、白花蛇舌草清热散结、养阴解毒，土茯苓、生薏苡仁、龙葵利湿解毒抗癌，六君子汤合五苓散加减益气健脾、通阳利水，生黄芪益气扶正，枸杞子、女贞子调补肝肾，郁金理气活血，佐以炒三仙、甘草和中助运、调和药性。复诊调整抗癌解毒与扶正培本药物，前后调治 2 年余，患者病情稳定，一般情况良好。

─── 师徒问对录 ───

问： 请您介绍下以温阳利水法治疗肿瘤的经验。

答： 肿瘤是全身性疾病，各种肿瘤的晚期及应用放、化疗等治疗后，损伤脾胃，均可出现脾肾阳虚的表现，运化水液功能障碍则引起体内水湿停滞之证。临床尤以脾虚所致的症状较为明显，治宜温肾健脾，兼以利湿。叶天士强调"通阳不在温，在于利小便。"通过利小便之法使湿邪从小便而去，湿易困脾，湿去则脾肾之气易复。

问： 您使用天冬有何经验？

答： 天冬功擅清肺生津、滋阴润燥。《神农本草经》云其"主治诸暴风湿偏痹，强骨髓"。现代药理学研究证实天冬有抗肿瘤作用，临床用于肿瘤伴有阴虚患者更为适宜，对于恶性淋巴瘤或肿瘤淋巴结转移常以其与白花蛇舌草配伍，共奏清热解毒养阴之功。

案 94　健脾益肾、解毒散结法治疗右胸壁恶性纤维瘤术后伴有双肺转移案

王某，女性，53 岁，2012 年 11 月 8 日初诊。

主诉： 右胸壁恶性纤维瘤术后，伴有双肺转移。

现病史： 2008 年患者因活动后右肋部疼痛，就诊于当地医院，诊断为恶性纤维瘤，手术切除后出院。2011 年 10 月因体重明显减轻，血糖升高，就诊于当地医院，查胸部 CT 示：发现原发部位占位，考虑复发，腹腔、纵隔有占位病变，于沧州市中心医院手术切除。术后病理示：恶性孤立性纤维性肿瘤。2011 年 11 月天津市肿瘤医院病理示：肺、贲门、纵隔、胸壁孤立性纤维瘤。2012 年 10 月查胸部 CT 示：两肺下叶软组织结节较前增大，考虑转移瘤可能性大，在沧州市中心医院手术切除。现为求中医配合治疗来诊。

刻下症：（家属代诉）患者咳嗽，痰少、色白、质黏、难咳出，无发热，纳眠可，二便调。

诊断： 右胸壁恶性纤维瘤术后复发，双肺转移。

辨证立法： 健脾益肾、解毒散结。

处方：

土茯苓 20g	生薏苡仁 20g	白　英 15g	莪　术 9g
陈　皮 10g	炒三仙各 10g	夏枯草 15g	苦　参 15g
黄　芪 30g	太子参 15g	白　术 15g	益智仁 20g
枸杞子 15g	女贞子 15g	山萸肉 15g	甘　草 6g

复查与转归： 患者服用此方，未见特殊不适，服药 2 个月余，为防止出现中药耐药现象，去白英、夏枯草、苦参、莪术等清热解毒、活血化瘀之品，加白花蛇舌草 15g、僵蚕 15g、杏仁 9g、桔梗 9g 以清热解毒、宣肺散结通络，沙参 10g 以滋阴润肺，法半夏 9g 以燥湿化痰。

2013年10月24日于天津检查发现双肺肿瘤复发，朴老以清热散结、益气健脾为法，更方配合γ-刀治疗，具体方药如下：夏枯草15g，白花蛇舌草15g，莪术9g，金荞麦15g，土茯苓20g，生薏苡仁20g，陈皮10g，姜半夏9g，茯苓15g，炒三仙各10g，黄芪30g，太子参15g，沙参10g，桔梗9g，白术15g，益智仁20g，女贞子15g，枸杞子15g，甘草6g。后复查未诉不适，未诉复发转移征象。

截至最后一次复查（2014年6月4日），生存期已1年余。

分析与体会：本案右胸壁恶性纤维瘤术后复发，双肺转移，结合症状、体征考虑脾肾两虚为本，痰浊瘀毒为标。故治以夏枯草、苦参清热软坚散结，土茯苓、生薏苡仁、白英、莪术清热利湿、活血消癥、解毒抗癌，黄芪、太子参、白术益气健脾，枸杞子、女贞子、山萸肉滋补肝肾，益智仁温脾肾、开胃纳，佐以炒三仙、陈皮、甘草和胃助运、缓和药性。复诊病情稳定，以桔梗、杏仁宣利气机，二陈汤燥湿健脾、化痰散结。经前后调治，患者生存期超过1年，病情尚稳定。

── 师徒问对录 ──

问：能否简单介绍您对于胸壁恶性纤维瘤的用药加减法？

答：胸壁恶性纤维瘤症见咳嗽痰多，气短，乏力，纳差，舌暗苔薄或舌淡有齿痕，脉细或弱或弦滑等。咳痰带血加仙鹤草、生地炭、侧柏炭等收敛止血；胸痛、背痛加薤白、桃仁、赤芍、延胡索、徐长卿、威灵仙等理气活血止痛；淋巴结转移加山慈菇、半夏、土茯苓、夏枯草、浙贝母等软坚散结；胸腔积液加葶苈子、椒目、猪苓、防己、大枣等利水渗湿；大便干结加肉苁蓉、瓜蒌等补肾助阳、润肠通便，生地、火麻仁以增液通便；胸胁胀痛加制乳香、制没药、延胡索以化瘀理气止痛；痰瘀发热加金银花、连翘、黄芩以清肺脏郁积之热；五心烦热加知母、丹皮、黄柏以清阴虚所致之热；口干欲饮加天花粉、天冬以生津止渴；面、肢水肿加葶苈子、郁金以利水消肿；神志昏蒙加全蝎、蜈蚣、石决明以搜风化痰开窍。

案 95 健脾益肾、化痰解毒法治疗左下肢 软组织肉瘤伴双肺、骨转移案

付某，男性，10 岁，2010 年 5 月初诊。

主诉：左膝关节酸胀 9 个月余，确诊左下肢软组织肉瘤 3 个月余。

现病史：2009 年 8 月出现左膝关节处酸胀，行 CT 检查示，肿物大小约 9cm×9cm。2010 年 2 月于河北医科大学第三医院行针吸活检，病理示：未见异常。2010 年 2 月 22 日发现肺转移，2010 年 2 月 25 日发现左髂骨转移。后于北京积水潭医院再行活检，病理示：腺泡状软组织肉瘤。2010 年 3 月在北京积水潭医院行异环磷酰胺化疗 1 周期。后于河北医科大学第四医院先后行 AVCP、IEV、VACA 化疗共 3 周期。现拟行下周期化疗。

刻下症：左膝关节、左髂骨时有疼痛，夜间加重，偶咳，无痰，活动后略有喘憋，纳可，眠差，小便频，排尿困难，大便 1 日 3～4 次，偶有腹泻。

辅助检查：血常规中 WBC 1.1×10^9/L，PLT 30×10^9/L，HGB 100g/L。

诊断：左下肢腺泡状软组织肉瘤化疗后，双肺转移，骨转移。

辨证立法：健脾益肾、化痰解毒。

处方：

威灵仙 10g	补骨脂 6g	莪 术 6g	土茯苓 15g
生薏苡仁 20g	陈 皮 10g	茯 苓 10g	生黄芪 15g
炒白术 10g	炒山药 10g	炒三仙 10g	益智仁 10g
白 英 10g	怀牛膝 10g	枸杞子 10g	生甘草 6g

复诊与转归：2010 年 7 月 28 日复诊，患者于北京积水潭医院化疗中，血常规：WBC 和 HGB 均降低，具体数值不详。左腿疼痛明显，纳

呆，大便稀软。化疗后以扶正为主，前方去莪术、白英，以女贞子10g、菟丝子10g、覆盆子10g代山药、枸杞子，加大枣5枚、生姜3片、当归10g以健脾补血止呕。

2010年9月28日复诊，患者于2010年9月2日于北京大学肿瘤医院行左大腿肿物切除术，肿物大小2cm×2cm×3cm。胸部CT示：双肺病灶与2010年2月CT对比略增多。处方如下：威灵仙10g，补骨脂6g，莪术5g，土茯苓10g，生薏苡仁10g，陈皮10g，生黄芪15g，太子参10g，炒白术10g，茯苓10g，怀牛膝6g，炮穿山甲粉（冲）3g，枸杞子10g，生甘草5g。

2011年8月11日复诊：患者头晕，欲呕吐，走路不稳，潮热，手足心热，纳可，大便可。头颅CT示：未见明显异常。前方去枸杞子加生地10g、麦冬6g、五味子5g、白花蛇舌草10g、夏枯草15g以养阴清热散结。

至2014年2月26日，胸部CT示：双肺结节大致同前。一般情况尚可。

分析与体会：本案左下肢腺泡状软组织肉瘤化疗后，双肺转移，骨转移，结合症状考虑肝肾亏虚、脾胃不和、邪毒蕴结。威灵仙、补骨脂、牛膝补肝肾、强筋骨、通经络，莪术、土茯苓、生薏苡仁、白英清热利湿、活血消癥、抗癌解毒，黄芪、白术、山药、茯苓、陈皮益气健脾化痰，枸杞子滋补肝肾，益智仁温补脾肾、开胃摄唾，佐以炒三仙、甘草和胃助运、调和药性。复诊化疗后骨髓抑制，加入女贞子、菟丝子、覆盆子补肾生髓，当归养血和血，大枣、生姜调和气血。后行手术治疗后复查肺部结节进展，加入血肉有情之穿山甲破瘀消癥散结。前后调治近4年，患者病情尚稳定。

──── 师徒问对录 ────

问：您如何认识骨肉瘤的病机？

答：骨肉瘤的发病由外感内伤多种病理因素导致，多在正气内虚尤其是肾气不足基础上，痰浊血瘀互结为患，如《血证论》所述，"血积既久，亦能化为痰水"，痰瘀交结，阻滞经络，凝聚成块，其核心病机为肾气亏虚、痰瘀互结。

问：您如何对骨肉瘤辨病论治?

答：辨病选药常用六味地黄丸化裁，滋阴补肾，配以活血化痰药物。偏于阳虚、经络不通者，常选用威灵仙、补骨脂、牛膝、莪术，补肝肾，强筋骨，破血消癥。威灵仙通行十二经，补骨脂温补脾肾以固本，牛膝、莪术破血逐瘀，标本兼顾。

案96　健脾益肾、通络散结法治疗第2胸椎软骨肉瘤术后案

蔡某，男，47岁，2010年6月30日初诊。

主诉：第2胸椎椎体软骨肉瘤（Ⅰ～Ⅱ级）切除术后。

现病史：患者2009年12月3日于北京大学第三医院取病理示：第2胸椎椎体软骨肉瘤（Ⅰ～Ⅱ级），免疫组化：S－100（＋），CK（－），EMA（－），CK8（－），CK19（－）。行手术，术后病理同前。由于术中切除不彻底，患者2009年12月29日行后路第2胸椎全脊椎切除内固定术，术后情况良好，现为求中医治疗来诊。

刻下症：双手指发麻，舌淡红苔薄黄，脉弱。

诊断：第2胸椎椎体软骨肉瘤（Ⅰ～Ⅱ级）术后。

辨证立法：健脾益肾、通络散结。

处方：

熟　地15g	砂　仁3g	山萸肉15g	菊　花10g
枸杞子15g	莪　术9g	川　芎10g	赤　芍12g
天　麻10g	鸡血藤15g	全　蝎3g	僵　蚕15g
黄　芪30g	白　术15g	防　风15g	甘　草10g

复诊与转归：患者服用此方1年余，2011年5月份复查胸椎CT：未见异常。亦未诉特殊不适，后以疏肝行气、清热解毒、通络散结为法更方，具体方药如下：威灵仙15g，怀牛膝15g，补骨脂10g，莪术9g，土茯苓20g，生薏苡仁20g，白英15g，白花蛇舌草15g，柴胡10g，赤芍12g，川芎10g，太子参15g，麦冬10g，五味子10g，炒三仙各10g，黄芪30g，甘草6g。

后为防止出现中药耐药现象及适应病情变化（患者诉头晕、易惊恐），朴老去前方补骨脂、柴胡、白英、白花蛇舌草，加金荞麦15g以

清热解毒，全蝎 3g、僵蚕 15g 以活血通络散结，升麻 10g 以升清阳，白术 15g 以益气健脾。

截至最后一次复查（2014 年 6 月 18 日），患者生存期已 4 年余。

分析与体会： 本案中年男性，第 2 胸椎椎体软骨肉瘤（Ⅰ～Ⅱ级）术后，结合症状考虑肾虚为本，邪毒瘀滞脉络所致。治疗法当通补结合，故以杞菊地黄丸化裁滋补肝肾，肝肾得养、筋骨得充，莪术、川芎、赤芍、鸡血藤活血消癥、通络止痛，天麻、全蝎、僵蚕平肝搜风通络，玉屏风散益卫固表，砂仁健脾化湿，佐以甘草调和药性。复诊以威灵仙、怀牛膝、补骨脂补肝肾、强筋骨、通经络，生脉散益气养阴，配伍柴胡疏肝理气。经前后调治，患者生存期已超过 4 年。

—— 师徒问对录 ——

问： 您如何认识癌毒的特点？

答： 肿瘤的发生，是在正气亏虚的条件下，癌毒是产生肿瘤的关键因素。对于癌毒的论述，古代医家多有记载，然而均未明确提出"癌毒"的概念，而统称之为"毒邪"。如《中藏经》认为："痈疽疮肿之所作也，皆五脏六腑蓄毒之不流而生矣，非独营卫壅塞而发者也。"癌毒具有"风""火""痰""瘀""毒"多种病理特点，使得其兼具善行数变（转移）、伤阴耗气、缠绵黏滞、结聚隐蔽、败坏脏腑（侵袭）等特点。

问： 能否简单介绍您以毒攻毒的用药经验？

答： 我临床常用的解毒抗癌药物有：蜈蚣、全蝎、白花蛇、蜂房、黄药子、龙葵、急性子、天葵子、土贝母。崇尚"和合"之法，故对毒性较大的斑蝥、蟾酥、壁虎（守宫）、白砒石（毒砂）、轻粉、硇砂、硫黄、雄黄等基本不用。

案 97 补肾健脾、化痰散结法治疗骶骨肉瘤术后案

程某，男性，49 岁，2013 年 5 月 30 日初诊。

主诉： 骶骨肉瘤术后 4 年余。

现病史： 患者 2008 年 10 月于山东省立医院行骶骨肿物切除术，术后病理：软骨肉瘤，未行化、放疗。2012 年 10 月于北京大学人民医院复查发现局部复发，行手术切除，术后病理同前。2013 年于北京积水潭医院病理会诊，考虑脊索瘤或高分化骨肉瘤。

刻下症： 会阴部下坠感，行走时有腿疼，纳眠可，大便不爽。舌淡红，苔薄白，脉缓。

诊断： 骶骨肉瘤术后，复发术后。

辨证立法： 补肾健脾、化痰散结。

处方：

威灵仙 15g	补骨脂 10g	怀牛膝 15g	骨碎补 10g
土茯苓 20g	生薏苡仁 20g	莪　术 9g	藤梨根 20g
陈　皮 10g	法半夏 9g	茯　苓 15g	炒三仙各 10g
生黄芪 30g	太子参 15g	生白术 15g	枸杞子 15g
炒杜仲 10g	益智仁 20g	生甘草 6g	

复诊与转归： 2013 年 8 月 28 日复诊。6 月复查无殊。症状大致同前，舌淡红，苔薄，脉弱。前方去莪术、藤梨根、法半夏、炒杜仲，加金荞麦 20g、白花蛇舌草 15g、柴胡 12g、白芍 12g、乌药 15g。

2013 年 12 月 18 日复诊：臀部、腿、足跟不适，小腿抽筋，胸椎、骶椎部疼痛。大便干，每日 1 次。脉弦细，舌稍红，苔薄黄。处方：威灵仙 15g，川断 10g，骨碎补 10g，怀牛膝 15g，柴胡 12g，赤芍 12g，炒枳壳 10g，延胡索 10g，土茯苓 20g，莪术 9g，僵蚕 15g，草河车 15g，

生白术15g，女贞子15g，肉苁蓉20g，陈皮10g，炒三仙各10g，生黄芪30g，太子参15g，生甘草6g。

2014年5月7日复诊：仍有足跟痛，腿不抽筋，腰酸不痛，大便干，舌稍暗，苔薄黄，脉略滑。前方去延胡索、莪术、僵蚕、草河车，加乌药15g、夏枯草15g、全蝎3g、当归10g。

分析与体会：本案中年男性，骶骨肉瘤术后，复发术后。考虑脾肾亏虚为本、痰浊邪毒阻滞经络为标。故治以威灵仙、补骨脂、怀牛膝、骨碎补、杜仲补肝肾、强筋骨、通经络，土茯苓、生薏苡仁、莪术、藤梨根清热利湿、活血消癥、抗癌解毒，二陈汤燥湿化痰散结，四君子汤配伍生黄芪益气健脾，炒三仙健脾和胃，枸杞子、益智仁阴阳双补、扶正培本。复诊加入疏肝理气药物。前后调治1年余，患者病情稳定。

—— 师徒问对录 ——

问：请简单介绍您运用二陈汤的经验。

答：二陈汤出自《太平惠民和剂局方》。药物组成：半夏9g，陈皮10g，茯苓10g，甘草6g。燥湿化痰、理气和中，主治湿痰证。咳嗽痰多，色白易咳，恶心呕吐，胸膈痞闷，肢体困重，或头眩心悸，舌苔白滑或腻，脉滑。本方证多由脾失健运，湿无以化，聚积成痰，郁积而成。湿痰为病，犯肺致肺失宣降，则咳嗽痰多；停胃令胃失和降，则恶心呕吐；阻于胸膈，气机不畅，则感痞闷不舒；流注肌肉，则肢体困重；阻遏清阳，则头目眩晕；痰浊凌心，则为心悸。治宜燥湿化痰、理气和中。方中半夏辛温性燥，善能燥湿化痰，且又和胃降逆，为君药。陈皮为臣，既可理气行滞，又能燥湿化痰。君臣相配，寓意有二：一为等量合用，不仅相辅相成，增强燥湿化痰之力，而且体现治痰先理气，气顺则痰消之意；二为半夏、陈皮皆以陈久者良，而无过燥之弊，故方名"二陈"。此为本方燥湿化痰的基本结构。佐以茯苓健脾渗湿，渗湿以助化痰之力，健脾以杜生痰之源。鉴于陈皮、茯苓是针对痰因气滞和生痰之源而设，故二药为祛痰剂中理气化痰、健脾渗湿的常用组合。煎加生姜，既能制半夏之毒，又能协助半夏化痰降逆、和胃止呕；复用少许乌梅，收敛肺气，与半夏、陈皮相伍，散中兼收，防其燥散伤正，均为佐药。以甘草为佐使,健脾和中,调和诸药。综合本方,结构严谨,散收相合,标本兼顾,燥湿理气祛已生之痰,健脾渗湿杜生痰之源,共奏燥湿化痰、理气和中之功,临床常用于肿瘤证属湿痰者。

案 98　养阴解毒、化痰散结法治疗右大腿去分化脂肪肉瘤术后案

禹某，男性，51 岁，2013 年 9 月 11 日初诊。

主诉：右大腿去分化脂肪肉瘤术后 4 个月余。

现病史：2012 年 10 月自觉右大腿根部不适，于中国人民解放军总医院行 B 超示：淋巴结未见明显异常。2013 年 4 月 12 日于中国医学科学院肿瘤医院行 B 超示：右大腿肿物 4.8cm×3.7cm×2.5cm，2013 年 5 月 9 日行右大腿肿物广泛切除术 + 负压引流置入术，术后病理示：去分化脂肪肉瘤，大小约为 9.0cm×8.0cm×6.5cm，腹股沟淋巴结（0/5）。2013 年 6 月 10 日至 7 月 19 日放疗 30 次。

刻下症：胸骨压痛，偶气短，放射部位红肿，皮疹，失眠，入睡困难，纳少，手心热，尿频，大便每日 2 次，略干。舌红，苔薄，脉弱。

辅助检查：2013 年 9 月 9 日查肿瘤标志物：未见异常。2013 年 8 月 10 日复查 PET – CT 示：①右大腿去分化脂肪肉瘤术后，周边轻度高代谢灶，局部包裹性积液，建议密切随访；②右腹股沟区小淋巴结，不伴代谢增高；③双肺微小结节，不伴代谢增高。

诊断：右大腿去分化脂肪肉瘤术后，放疗后。

辨证立法：养阴解毒、化痰散结。

处方：

夏枯草 15g	天　冬 10g	土茯苓 20g	白花蛇舌草 15g
生薏苡仁 20g	陈　皮 10g	茯　苓 15g	炒三仙各 10g
北沙参 10g	桔　梗 9g	生黄芪 30g	太子参 15g
生白术 15g	益智仁 20g	威灵仙 15g	乌　药 15g
生甘草 6g			

配合服用健脾益肾颗粒。

复诊与转归：2014 年 2 月 13 日复诊。复查胸部 CT：胸部结节，大致同前。MRI 示：右大腿脂肪肉瘤术后，无殊。肿瘤标志物：未见明显异常。患者诉腋下疼痛，手心热，偶干咳，汗出，纳可，大便偏干。舌淡红，苔薄，脉弱。上方去天冬、白花蛇舌草、桔梗、威灵仙，加柴胡10g、白芍 12g、延胡索 15g、骨碎补 15g、金荞麦 15g。

2014 年 4 月 2 日复诊：患者诉气短、干咳、痰少，右侧胸闷，汗出减，嗳气，腿软乏力，眠差，大便可。舌略红，苔薄黄，脉弱。调整方药如下：威灵仙 15g，补骨脂 10g，川续断 10g，骨碎补 10g，柴胡 12g，白芍 12g，炒枳壳 10g，郁金 10g，土茯苓 20g，莪术 9g，僵蚕 15g，煅牡蛎 20g，陈皮 10g，法半夏 9g，茯苓 15g，炒三仙各 10g，生黄芪 30g，太子参 15g，女贞子 15g，生甘草 6g。

分析与体会：本案中年男性，右大腿去分化脂肪肉瘤术后，放疗后。

临床症状较多，考虑放疗后热毒内蕴、耗伤气阴，故气短、皮肤红肿、皮疹、失眠、手心热；脾肾不足、胃气不和，故纳少、尿频；邪毒内蕴故胸骨压痛。临床以夏枯草、天冬、白花蛇舌草清热养阴、散结抗癌，土茯苓、生薏苡仁利湿泄浊解毒，黄芪、太子参、白术、茯苓、沙参健脾养肺、益气养阴，威灵仙通络，乌药、陈皮理气，由桔梗载药上行治疗胸骨疼痛，益智仁温脾肾、开胃纳，佐以炒三仙、甘草和胃助运、缓和药性。复诊以四逆散加强疏肝理气功效，配伍延胡索活血行气止痛。前后调治 7 个月余，患者病情稳定。

—— 师徒问对录 ——

问：请您简述您运用扶正中成药的经验。

答：常用扶正中成药包括健脾益肾颗粒、生血丸、参一胶囊等，健脾益肾颗粒由党参、枸杞子、女贞子、白术、菟丝子、补骨脂组成，具有健脾益肾功效，主要用于减轻肿瘤患者术后放、化疗不良反应，提高机体免疫功能以及脾肾虚弱所引起的疾病。生血丸由鹿茸、黄柏、山药、白术、桑枝、白扁豆、稻芽、紫河车组成，具有补肾健脾、填精养血的功效，主要用于脾肾两虚所致面黄肌瘦、体倦乏力、头晕目眩、食少便溏，用于放、化疗后全血细胞减少，阴虚内热、舌质红绛者不用。参一胶囊主要成分为人参皂苷 Rg3，具有培元固本、补益气血的作用。与化疗药物配合用有助于提高原发性肺癌、肝癌疗效，能改善肿瘤患者气虚症状，提高免疫功能。该药尚可抑制肿瘤血管内皮细胞的增殖和新生血管形成。三药均适用于放、化疗期间，起到扶正抗癌、改善症状的作用。

问： 请您简单介绍对于太子参、沙参的配伍经验。

答： 太子参性甘、微苦，性平，入脾、肺经。《本草再新》云其"治气虚肺燥，补脾土，消水肿，化痰止咳"。《饮片新参》云其"补肺脾元气，止汗，生津，定虚悸"。北沙参味甘、微苦，性微寒，入肺、胃经。《本草汇言》云："治一切阴虚火炎，似虚似实，逆气不降，清气不升，为烦为渴，为咳为嗽，为胀为满不食。用真北沙参五钱，水煎服。"总之，太子参、沙参合用，一为补气，一为养阴，两者相须为用，培土生金，药力大增；既能补气生津，又可养阴清肺，起到了协同增效的作用。此两药性平和，尤适于体虚不受峻补之证。

案 99　解毒散结、益气养阴法治疗右鼻腔嗅神经母细胞瘤放、化疗后案

管某，女性，34 岁，2012 年 12 月初诊。

主诉： 右鼻腔嗅神经母细胞瘤 1 年 6 个月。

现病史： 2011 年 6 月体检时发现右鼻腔占位，2011 年 6 月 9 日于首都医科大学附属北京同仁医院取活检，病理示：右鼻腔嗅神经母细胞瘤。2011 年 7 月 8 日于中国医学科学院肿瘤医院行 EP 方案化疗 2 周期，2011 年 9 月至 10 月行同步放、化疗。2012 年复查肿瘤有残余，2012 年 5 月于中国医学科学院肿瘤医院行右鼻腔侧切术。2012 年 9 月复查头颅 MRI 未见明显异常。

刻下症： 右鼻腔有黄色黏液分泌物，偶带血，自觉鼻腔肿大，晨起加重，无疼痛，纳可，眠差易醒，近 3 个月来月经错后，量少，二便可。舌淡红，苔白，脉弱。

既往史、个人史： 放疗后甲状腺功能减退，现口服左甲状腺素钠（优甲乐）治疗。对磺胺、青霉素过敏。

诊断： 右鼻腔嗅神经母细胞瘤术后，放、化疗后，甲状腺功能减退症。

辨证立法： 解毒散结、益气养阴。

处方：

夏枯草 15g	天　冬 10g	莪　术 9g	白花蛇舌草 15g
土茯苓 20g	仙鹤草 15g	白　芷 10g	辛　夷 12g
生地炭 15g	北沙参 10g	枸杞子 15g	黄　芪 30g
生白术 15g	女贞子 15g	陈　皮 10g	炒山楂 12g
生甘草 6g			

复诊与转归： 患者服用上方加减治疗半年余，右鼻腔分泌物已无，

尚偶有带血，已无自觉鼻腔肿大，睡眠有所改善。2013 年 7 月复查发现颈部小淋巴结增大，未穿刺取病理确诊，余复查无殊。舌淡红，苔薄白，脉弱。调整方药如下：夏枯草 15g，龙葵 15g，土茯苓 20g，生薏苡仁 20g，白芷 10g，川芎 10g，赤芍 12g，石斛 10g，陈皮 10g，炒三仙各10g，茯苓 15g，生黄芪 30g，太子参 15g，生白术 15g，郁金 10g，乌药12g，当归 10g，生地 12g，生甘草 6g。

服用上方加减至 2014 年 2 月，颈部淋巴结未见明显增大，余未诉明显不适。

分析与体会： 本案右鼻腔嗅神经母细胞瘤术后，放、化疗后，甲状腺功能减退。考虑脾肾两虚为本，邪热结聚为标。故以夏枯草、天冬、白花蛇舌草清热解毒、散结抗癌，莪术、土茯苓、仙鹤草活血消癥、利湿解毒抗癌，白芷、辛夷通窍疏风，生地炭、仙鹤草凉血止血，黄芪、白术、枸杞子、女贞子、沙参益气健脾、滋补肝肾、扶正培本，佐以陈皮、炒山楂、生甘草理气活血、缓和药性。前后调治 1 年 3 个月余，患者病情相对稳定。

── 师徒问对录 ──

问： 您能否结合本案介绍放疗前后分期论治思想？

答： 分期论治思想是由于病程迁延，肿瘤在不同治疗阶段病机不尽相同，再加上手术及放、化疗等在鼻咽癌的治疗对于证候的影响，比如手术治疗后，气血耗伤，放疗期间，火毒灼伤气阴，放疗后期，肺肾阴津亏虚，病机不同、证候各异，因此，分期辨证治疗更能够体现中医药特色优势。

问： 您临床常用生地炭、侧柏炭配仙鹤草止血，能否简单介绍配伍思路？

答： 炭药擅长止血，生地炭清热凉血专入血分，侧柏叶性微寒而苦涩，既可凉血止血，又能化痰止咳，止血多炒炭用。《药品化义》云："侧柏叶，味苦滋阴，带涩敛血，专清上部逆血。"仙鹤草，味涩收敛而性平和，归肺、肝、脾经，具有收敛止血作用，在临床上广泛用于各种出血之证。仙鹤草与侧柏叶、生地炭等配伍应用，可用于各种肿瘤血证患者。

案 100　健脾益肾、宽胸散结法配合放、化疗治疗恶性胸腺瘤案

乔某，男性，41 岁，2012 年 6 月 7 日初诊。

主诉： 发现恶性胸腺瘤 6 个月余。

现病史： 患者因左上眼睑无力 1 个月余，于 2012 年 5 月 30 日就诊于中国医科大学附属盛京医院，查胸部 CT 示：左上纵隔多发结节，考虑恶变。并于中国人民解放军总医院胸腔穿刺，取病理示：恶性胸腺瘤。未行任何治疗至今，现为求中医治疗来诊。

刻下症： 头晕，复视，纳眠可，二便调。舌淡红苔薄，脉弱。

诊断： 恶性胸腺瘤。

辨证立法： 健脾益肾、宽胸散结。

处方：

全瓜蒌 15g	薤　白 10g	法半夏 9g	土茯苓 20g
生薏苡仁 20g	莪　术 9g	陈　皮 10g	白花蛇舌草 15g
炒三仙各 10g	黄　芪 30g	太子参 15g	茯　苓 15g
女贞子 15g	白　术 15g	益智仁 20g	甘　草 6g

配服康莱特软胶囊。

复诊与转归： 患者服用此方配合放、化疗，未出现明显的消化道不适，骨髓抑制现象及放疗后不良反应，顺利完成放疗及 6 个周期化疗，疗效：PR。2013 年 10 月 9 日复查胸部 CT：左胸腔积液。朴老更方以清热解毒、消散积液，具体方药如下：夏枯草 15g，天冬 10g，白花蛇舌草 15g，土茯苓 20g，生薏苡仁 20g，陈皮 10g，法半夏 9g，茯苓 15g，黄芪 30g，太子参 15g，白术 15g，当归 10g，升麻 10g，川芎 10g，炒三仙各 10g，女贞子 15g，柴胡 6g，甘草 6g。截至最后一次复查（2014 年 2 月 26 日），患者复查无殊，朴老以益气养血、宽胸散结为法更方以巩

固疗效，具体方药如下：全瓜蒌15g，薤白10g，法半夏9g，陈皮10g，沙参10g，桔梗9g，白花蛇舌草15g，莪术9g，土茯苓20g，生薏苡仁20g，黄芪30g，太子参15g，当归10g，生地12g，肉桂5g，白术15g，山药15g，枳壳10g，芡实10g，甘草6g。患者生存期已达1年余。

分析与体会：本案中年男性，恶性胸腺瘤，结合症状考虑痰气郁阻胸膈，脾肾两虚。故以瓜蒌薤白半夏汤配伍二陈汤豁痰宽胸、燥湿化痰、散结解毒，生薏苡仁、莪术、白花蛇舌草、土茯苓利湿解毒、活血消癥、清热散结抗癌，黄芪、太子参、白术益气健脾，益智仁温脾补肾、开胃摄唾，女贞子滋补肝肾，佐以炒三仙、甘草助运和胃、缓和药性。复诊病情稳定，以补中益气汤益气健脾、升清降浊。经前后调治，患者生存期已超过1年。

--- 师徒问对录 ---

问：请您介绍下应用瓜蒌薤白半夏汤的经验。

答：瓜蒌薤白半夏汤通阳散结、祛痰宽胸。治胸痹痰浊较甚、心痛彻背、不能安卧者。本方即瓜蒌薤白白酒汤加半夏而成。半夏燥湿化痰，降逆散结；配以瓜蒌、薤白豁痰通阳、理气宽胸。用于胸痹痰浊壅盛，病情较重者。《金匮要略心典》云："胸痹不得卧，是肺气上而不下也；心痛彻背，是心气塞而不和也，其痹为尤甚矣。所以然者，有痰饮以为之援也。故于胸痹药中加半夏以逐痰饮。"临床主要用于肺癌、胸腺癌等患者出现胸闷、胸痛、气短等辨证属痰湿蕴结者。

问：请您介绍下应用攻补兼施类中成药的经验。

答：常用攻补兼施的中成药物包括益肺清化膏、复方万年青胶囊、康莱特软胶囊等。益肺清化膏由黄芪、党参、沙参、麦冬、仙鹤草、拳参、败酱草、白花蛇舌草、川贝母、紫菀、桔梗、杏仁、甘草组成，具有益气养阴、清热解毒、化痰止咳的功效，对于晚期肺癌有气短、乏力、咳嗽、咯血、胸痛者效果较好。实验证明该中成药对小鼠黑色素瘤B16细胞、Lewis肺癌、S180肉瘤合Ehrlich腹水癌均有不同程度的抑制作用，对Lewis肺癌被动肺转移和S180肉瘤的主动肺转移有拮抗作用，对机体非特异性及特异性免疫功能有一定程度的促进作用。复方万年青胶囊由虎眼万年青、半枝莲、虎杖、郁金、白花蛇舌草、人参、丹参、黄芪、全蝎、蜈蚣等组成，具有解毒消肿、扶正固本之功效，适用于肺癌、肝癌、胃癌化疗合并用药，具有减毒增效的作用。康莱特软胶囊主要成分为薏苡仁油甘油三酯，具有益气养阴、消癥散结作用，适用于手术前及不宜手术的脾虚痰湿、气阴两虚型原发性非小细胞肺癌。